Blumenschein

Brustkrebs – Die optimale Ernährung für mich

Liebe Leserin, lieber Leser,

wenn es um die eigene Gesundheit geht, darf man nichts dem Zufall überlassen. »Für eine bessere Medizin und mehr Gesundheit im Leben«: So lautet das Qualitätsversprechen der Marke Thieme. Ärztlich Tätige, Pflegekräfte, Physiotherapeuten oder Hebammen – sie alle verlassen sich darauf, dass sie von Thieme, dem führenden Anbieter von medizinischen Fachinformationen und Services, die entscheidenden Informationen zur richtigen Zeit am richtigen Ort bekommen. So können sie die Menschen, die sich ihnen anvertrauen, bestmöglich unterstützen. Auch Sie können sich auf die TRIAS Ratgeber mit dem Thieme Qualitätssiegel verlassen! Diese Informationsangebote helfen Ihnen dabei, die richtigen Entscheidungen zu treffen, wenn es um Ihre Gesundheit geht, selbst daran mitzuwirken, gesund zu werden, sich gesund zu erhalten oder das Fortschreiten einer Erkrankung zu vermeiden. Mit einem TRIAS Titel aus dem Hause Thieme überlassen Sie Ihre Gesundheit nicht dem Zufall!

Ihr TRIAS Team

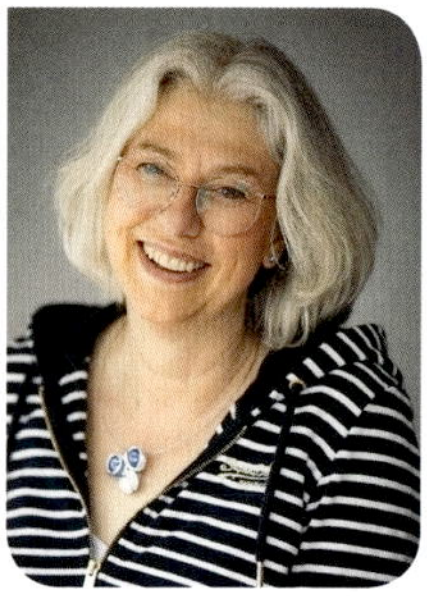

Birgit Blumenschein ist seit über 30 Jahren mit Leib und Seele Diätassistentin und Dipl. Medizinpädagogin. Seit 2003 ist sie selbstständig in ihrer eigenen Praxis. Neben ihrer Tätigkeit in Beratungen, Schulungen, Kursen und Workshops ist sie Hochschuldozentin für Ernährungstherapie. Einer ihrer Schwerpunkte ist das Thema Ernährung und Brustkrebs, zu dem sie Betroffene und Angehörige in Individualberatungen, Seminaren und Workshops begleitet.

Dankeschön

In über 30 Jahren in meinem Beruf lebe ich meinen Traum – und höre Ihnen als Patientinnen dabei jeden Tag gerne zu. Inspiration genug, dieses Buch zu schreiben – als Dank an Sie alle.
Ein herzlicher Dank geht an Frau Uta Spieldiener für die Ermutigung und Möglichkeit zu diesem Buch und die geduldige und wohlwollende Begleitung während des Entstehungsprozesses. Ebenso an die Redakteurin Annette Barth und an Christine Reudelsterz, die mir den fachlichen und wissenschaftlichen Input dafür ergänzt und bereichert haben. Ich bedanke mich herzlich bei meinen Kolleg*innen, die im Buch ihre Lieblingsrezepte mit eingebracht haben und für Sie als Brustkrebsbetroffene ebenfalls für eine Beratung zur Verfügung stehen.
Eine Umarmung mit einem simplen Dankeschön reicht für Kerstin Lemper, meine Kollegin und Mitarbeiterin in der Praxis, nicht aus, ist aber ein Anfang. Ohne ihre Expertise mit dem Schwerpunkt in der Integrativen Onkologie, ihren fachlichen Input, den wertvollen Nährwertberechnungen und der Kraft, mir in der Praxis mit den Patientinnen den Rücken freizuhalten, wäre das Manuskript nicht rechtzeitig fertiggeworden. Meinen Eltern in Worten zu danken wird nie genug sein. Ohne sie hätte und habe ich keine Kraft und Muße, meinen Traum in der Ernährungstherapie zu leben.

Birgit Blumenschein

Brustkrebs – Die optimale Ernährung für mich

Die Chancen der Ernährungstherapie zum Gesundwerden nutzen. Mit 80 Rezepten

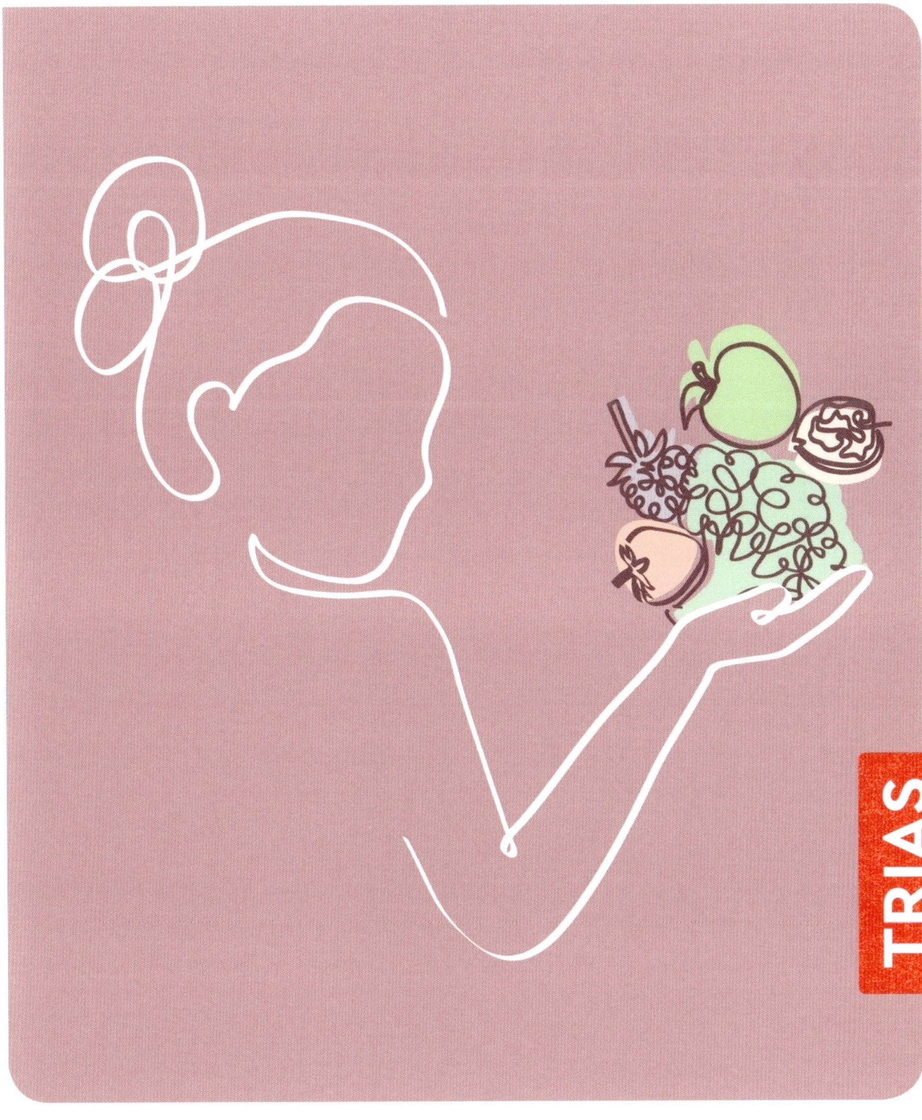

TRIAS

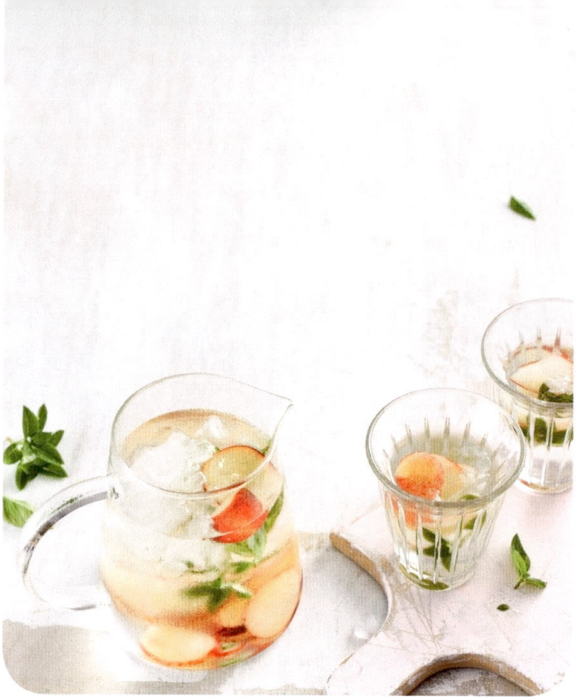

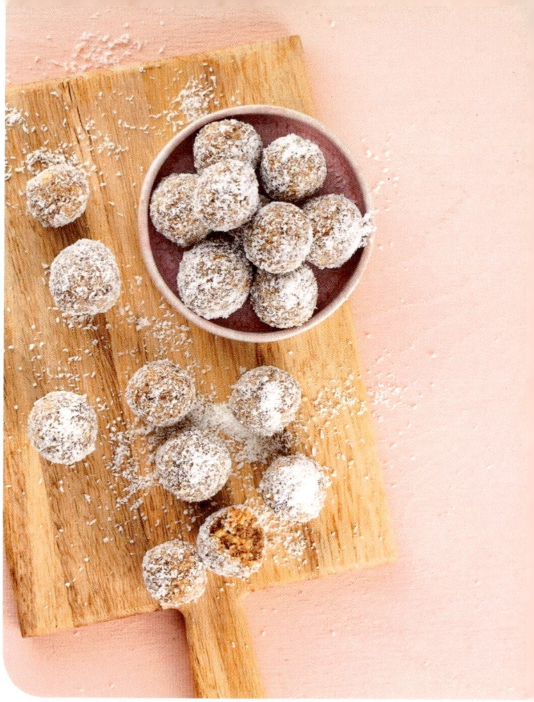

Exkurse

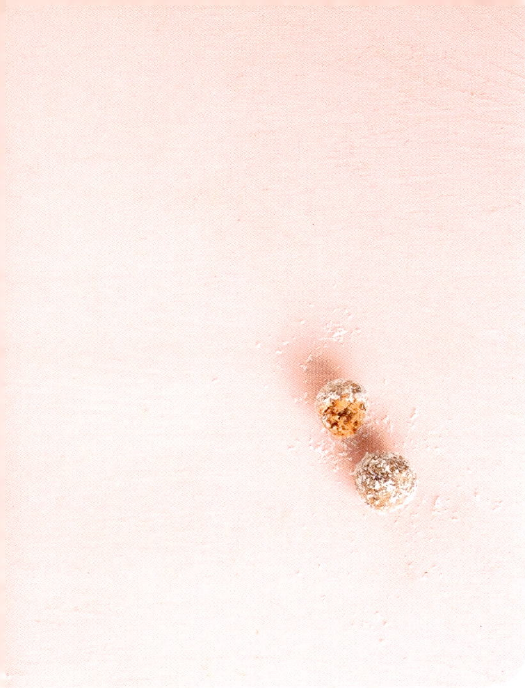

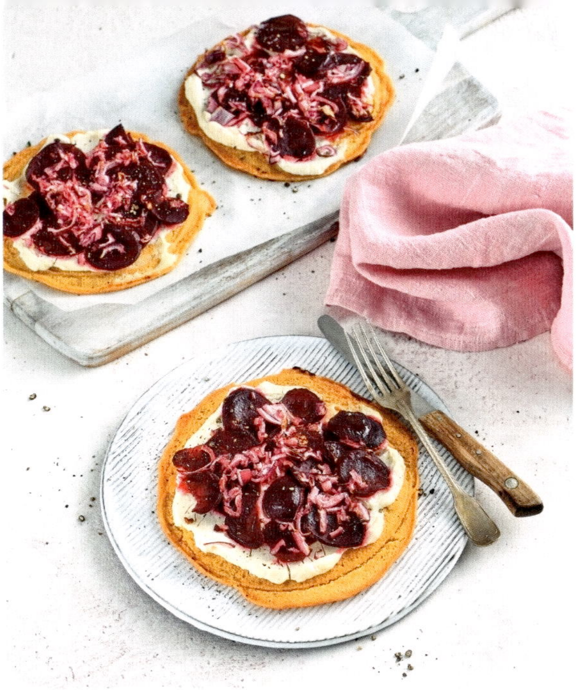

Geleitwort

»Sie haben Brustkrebs.« Drei Worte und es wird still. Für die meisten Betroffenen hört die Erde einfach auf, sich zu drehen. Auch ich musste diese Erfahrung machen. Meine Prognose war denkbar schlecht, meine Sehnsucht nach Leben als Mutter von drei kleinen Kindern riesengroß. Ich wollte alles in meiner Macht Stehende tun, um mich zu stärken und zusätzlich zur modernen Medizin die Heilung zu unterstützen. Hierbei spielte für mich auch die Ernährung eine bedeutende Rolle. Wie sollte ich mich während der Krebstherapie ernähren und wie danach? Durfte ich nur noch Gesundes essen? Auf der Suche nach einer geeigneten Kostform für mich fühlte ich mich völlig überfordert. So viele Ratschläge von meinen Liebsten und Freunden, was ich essen sollte und was nicht. Hinzu kamen die vielversprechenden, auf dem freien Markt angebotenen Heilmittel und Krebsdiäten.

Und genau hier setzt dieses Buch an. Es vermittelt der Leserin wissenschaftlich fundiertes Wissen zur Ernährung bei Brustkrebs und gibt praktische Tipps. Birgit Blumenschein erklärt die Wirkung einzelner Lebensmittel, beleuchtet Nahrungsergänzungsmittel und räumt mit Mythen auf. Es ist das, was ich damals so dringend gebraucht hätte: ein kritischer, aber leicht verständlich und empathisch geschriebener Leitfaden mit reichlich Rezepten.

Mit der Zeit habe ich meinen Weg gefunden. Heute esse ich das, was mir schmeckt und mich stärkt – in Anlehnung an die Empfehlungen der Ernährungsexperten. In diesem Jahr habe ich meine Brustkrebserkrankung 25 Jahre überlebt. Unendlich beschenkt vom Leben fühle ich mich, weil ich erleben durfte und darf, wie meine Kinder groß wurden. Das hatte damals niemand zu hoffen gewagt.

Ich wünsche Ihnen alles erdenklich Gute und Liebe, Kraft und Zuversicht. Möge dieses Buch Ihnen als Wegbegleiter dienen, mit dessen Hilfe Sie durch Ihre Ernährung gestärkt die Lebensphase mit dieser Erkrankung besser meistern können.

Essen, im Mai 2023
Annette Rexrodt von Fircks

Liebe Leserinnen,

herzlich willkommen in meinem Ratgeber zur brustschützenden Ernährung – hier sind Sie richtig. Sie halten nun das Buch in den Händen, von dem Sie sich viel Inspiration, Gesundheit und vielleicht auch eine Strategie erhoffen, mit der Sie so gut und so wenig verwundbar wie möglich durch eine anstrengende Zeit der Therapie kommen. Ich möchte Sie genau darin unterstützen – mit Informationen, Impulsen und Empfehlungen, die Sie selbst aktiv und individuell umsetzen können, verknüpft mit seriösen und realisierbaren Ideen für ein leckeres Essen und Trinken in einer schweren Zeit. In diesem Buch werden keine Risikofaktoren für die Entstehung einer Brustkrebserkrankung diskutiert. Mir liegt am Herzen, dass medizinische wie therapeutische Hintergründe der Ernährungsempfehlungen ab der Diagnosestellung erklärt werden. So können Sie manche Lebensmittel- und Speisenauswahl bewusst treffen, das wird Ihnen guttun – und bestimmt auch schmecken.

Der erste Teil des Buches beschäftigt sich mit den fachlichen Hintergründen. Ein Überblick über verschiedene medizinische Aspekte und Therapieoptionen wird mit den dafür untersuchten Ernährungsempfehlungen kombiniert. Aufklärung über Mythen und Wahrheiten zur Ernährung bei Brustkrebs komplettieren diesen Teil.

Viele meiner Patientinnen fragen mich seit Jahren nach optimalen Lebensmittel- und Rezeptideen – voilà, der zweite Teil des Buches ist genau dafür da. All die Nahrungsmittel die für Ihr Gesundwerden und -bleiben nachweislich gut sind, sind in den Rezepten enthalten. Gleichzeitig enthalten die Rezepte einen Hinweis darauf, für welche Phase Ihrer Therapie sie sich besonders eignen.

Ich wünsche mir, dass dieser Ratgeber für Sie während und auch nach der Therapie ein genussvoller Begleiter wird. Alle, die mich kennen, wissen, dass ich meinen Patientinnen nach den Ernährungsberatungen immer etwas Bestimmtes mit auf den Weg gebe – dies möchte ich mit diesem Buch nun auch tun: Ihnen von ganzem Herzen ein fröhliches Essen wünschen.

März 2023
Birgit Blumenschein

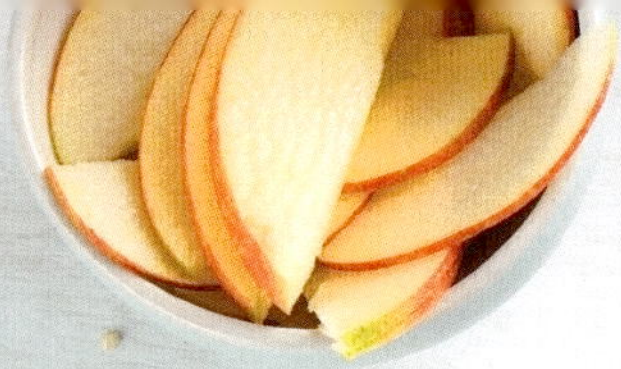

Ein **stärkender** Tag für meinen **Körper**

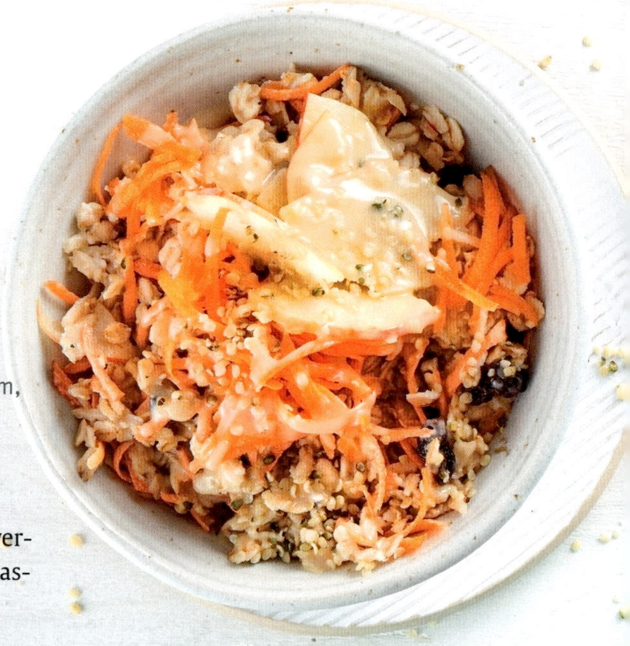

Morgens

Gute-Laune-Porridge

Für 4 Portionen

14 EL Haferflocken • 1000 ml ungesüßter Pflanzendrink • 2 Äpfel • 2 Möhren • 2 EL Rosinen • 2 TL Ceylon-Zimt • 2 TL Kardamom, gemahlen • 5 EL Mandelmus • 5 TL Hanfsamen

- Haferflocken mit dem Pflanzendrink vermengen. 1 Std. im Kühlschrank quellen lassen.

- Äpfel waschen, vierteln, Kerngehäuse entfernen. Möhren waschen und schälen. Beides fein reiben und mit den eingeweichten Haferflocken, Rosinen, dem Zimt und dem Kardamom vermengen.

- Mandelmus und Hanfsamen als Topping über das Porridge geben.

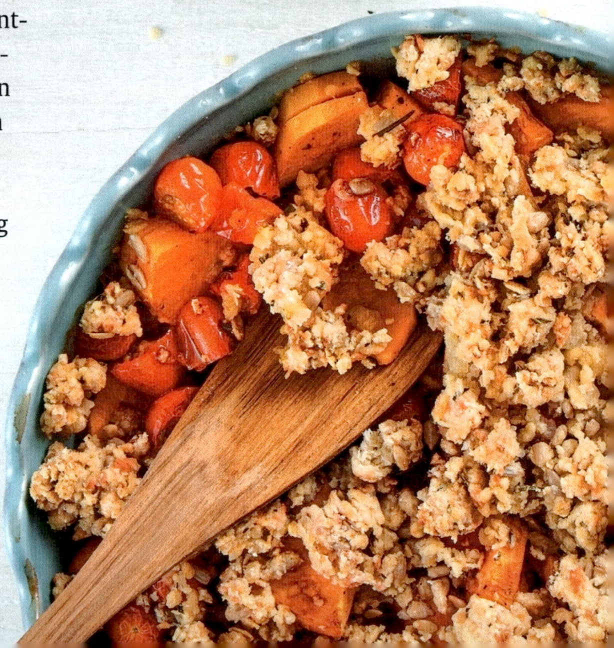

Mittags

Herzhafter Gemüse-Crumble

Für 4 Portionen

30 g Sonnenblumenkerne • 120 g Dinkel- oder Vollkornmehl • 20 g Hafer-/Dinkelflocken • 200 g kräftiger Hartkäse, gerieben • 2 TL getrockneter Rosmarin • 1 TL Rohrohrzucker • Salz, Pfeffer • 20 g Butterflöckchen zum Kneten • Öl zum Einfetten für die Form • 500 g Cherrytomaten • 600 g Süßkartoffeln oder Kürbis • 250 ml Gemüsebrühe • 2 EL Balsamicoessig, cremig • 4 EL Olivenöl

- Kerne, Mehl, Flocken, Käse, Rosmarin, Zucker, Salz und Pfeffer miteinander mischen. Butterflöckchen dazugeben. Alles zu Streuseln verkneten.

- Backofen auf 200 °C (Umluft: 180 °C) vorheizen. Auflaufform mit Öl ausstreichen.

- Gemüse schälen bzw. entkernen und in Spalten schneiden. Cherrytomaten halbieren.

- Süßkartoffeln und Tomaten in der Auflaufform verteilen, salzen und pfeffern. Gemüsebrühe angießen, Essig und Öl darübergeben. Streusel auf dem Gemüse drapieren.

- Im Ofen 35–45 Min. garen.

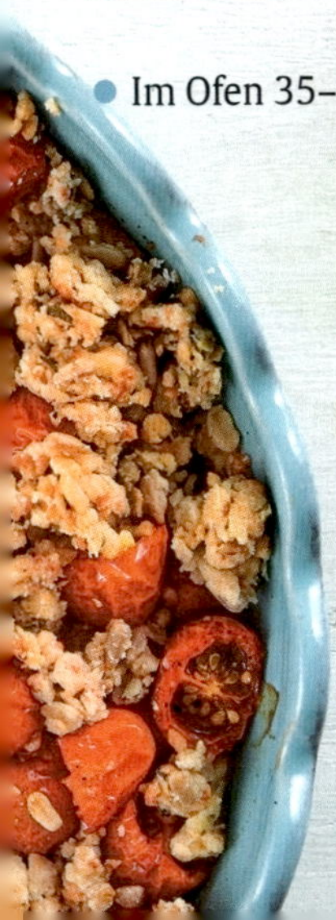

Abends

Bunter Brotsalat

Für 4 Portionen

300 g fein gemahlenes Vollkornbrot • 500 g Mozzarella (oder eine pflanzliche Alternative) • 2 Frühlingszwiebeln • 400 g Kirschtomaten • 1 Salatgurke • 2 Paprika • 6 EL Oliven • 2 Handvoll Kresse, Babyblattspinat oder Rucola • 5 EL Olivenöl • Balsamicoessig • Salz, Pfeffer • italienische Kräuter (TK oder frisch)

- Vollkornbrot und Mozzarella würfeln, beiseitestellen.

- Frühlingszwiebeln in kleine Ringe schneiden. Kirschtomaten halbieren. Gurke und Paprika würfeln. Oliven mit dem Gemüse mischen. Kresse (oder Blattspinat oder Rucola, ggf. klein gezupft) dazugeben.

- Für das Dressing Öl, Balsamico und Gewürze (sparsam salzen, da Oliven und Mozzarella ggf. schon Salz enthalten) mit den italienischen Kräutern gut verrühren. Marinade zum Gemüse geben, gut mischen.

- Brot- und Mozzarellawürfel zur Gemüsemischung geben und den Salat genießen.

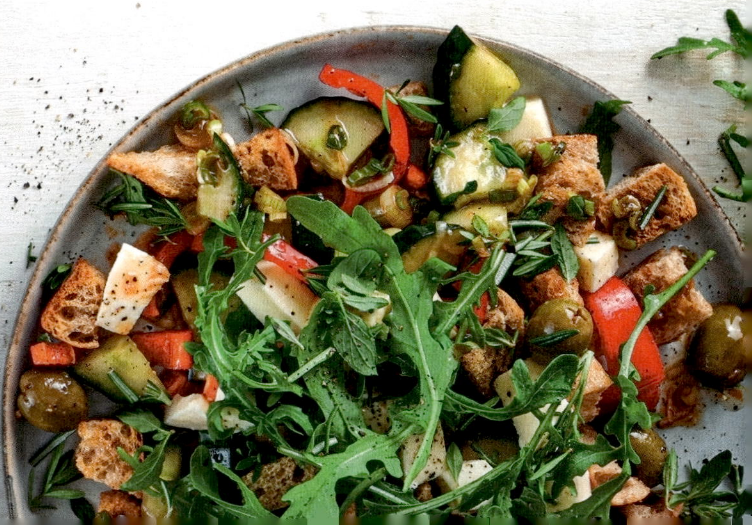

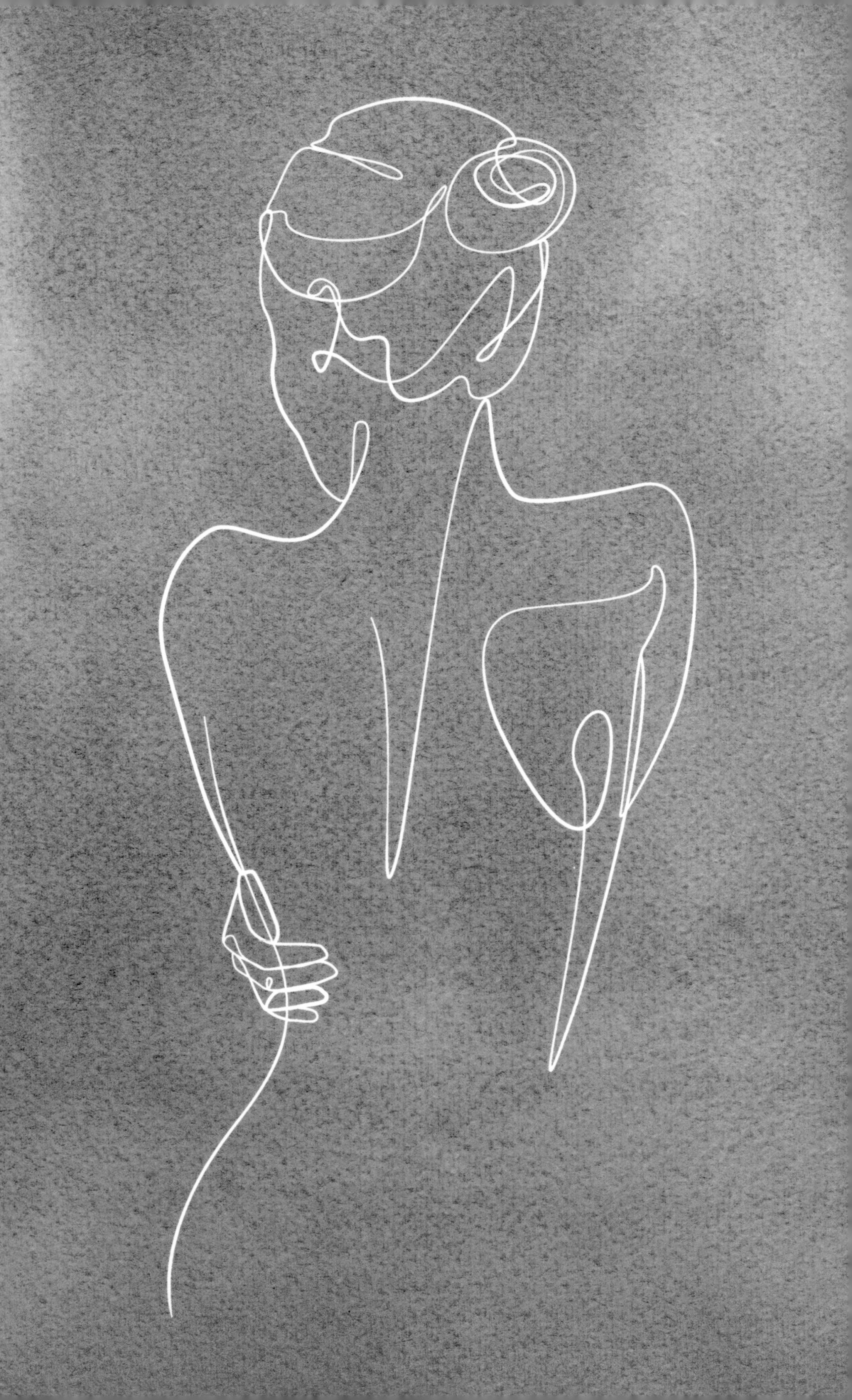

Brustkrebs – und was kommt jetzt?

Mit der Diagnose beginnt für Sie zunächst mal ein langer Weg mit vielen Höhen und Tiefen. Nehmen Sie dabei jede erdenkliche Hilfe an – und seien Sie sicher: Sie sind nicht allein.

Die Therapieerfolge machen Mut

Auch wenn die Nachricht erst mal ein Schock ist: Die Heilungschancen bei dieser Erkrankung sind durch die Möglichkeiten der Therapien mittlerweile sehr gut.

Ihre Diagnose liegt entweder schon einige Zeit zurück, wenn Sie diese Zeilen lesen, oder sie ist ganz frisch. Die Nachricht über ein bösartiges Wachstum von Krebszellen in der Brust wirft jede Frau erst mal aus der Bahn. Was nun? Sie fragen sich: Was kann ich tun? Wie kann ich den Heilungsprozess beeinflussen? Sie sind (leider) eine von jährlich fast 70 000 Frauen in Deutschland, denen diese Diagnose gestellt wurde. Sie sind also nicht allein mit dieser für Frauen am häufigsten diagnostizierten Krebserkrankung – und das kann tröstlich sein. Es eröffnet die Möglichkeiten, von vielen Erfahrungen zu profitieren.

Überlebensrate auf 90 Prozent gestiegen

Die Fünf-Jahres-Überlebensrate hat sich durch frühe Diagnostik (Mammografie-Screenings) sowie die vielen Therapiemöglichkeiten in den vergangenen Jahrzehnten auf 90 Prozent erhöht. Das ist ermutigend. Es gibt zudem mehr und mehr Erfahrungen über Faktoren, die Ihre Therapie erträglich(er) machen und die Prognose verbessern helfen. Zu diesen sogenannten »optimierenden« Faktoren gehört neben den medizinischen, psychoonkologischen und weiteren therapeutischen Maßnahmen unbedingt der Bereich Ernährung. Ein optimaler Ernährungszustand hilft Ihnen dabei, Chemo-, Medikamenten- und/oder Strahlentherapien wie auch Operationen besser zu vertragen, auch werden deren Neben- und Nachwirkungen dadurch verringert. Das steigert Ihre Lebensqualität.

Ich empfehle Ihnen, Ihren Ernährungszustand frühzeitig feststellen zu lassen, möglichst zeitnah nach der Diagnosestellung, aber auch dann, wenn Sie sich Gedanken über Ihr Gewicht und Ihre Essgewohnheiten machen. Und das kommt meiner Erfahrung nach besonders dann vor, wenn das Körpergewicht nicht (wie erwartungsgemäß vor bzw. nach einer Tumordiagnose) sinkt, sondern ungewollt und stetig steigt.

Die Hälfte aller Brustkrebsbetroffenen erlebt einen Gewichtsanstieg im ersten Jahr nach der Diagnose, besonders im Zusammenhang mit einer Antihormontherapie. Die durchschnittliche Gewichtszunahme während dieser Therapie liegt bei untersuchten Frauen bei 9 kg, wenige erreichen eine Steigerung von mehr als 20 kg. Übergewicht oder gar Adipositas sind Faktoren, die die Therapiewirkung und auch die Prognose verschlechtern können, daher empfehle ich Ihnen für diesen Bereich Aufmerksamkeit und ggf. Veränderung (Seite 58).

Wenn Sie nach der ersten Diagnose Rat suchen, kann ich Ihnen die Online-Plattform *Pink! Aktiv gegen Brustkrebs* empfehlen (s. S. 157).

Welche Therapieoptionen haben Sie?

Um Ihr zukünftiges Leben gut zu gestalten, gibt es derzeit verschiedene medizinische Möglichkeiten, dem Tumor zu begegnen:

1. Kurative (primär heilende) Maßnahmen

Eine kurative Maßnahme umfasst verschiedene Therapieformen:

- neoadjuvante Therapie (**Chemo-, Strahlen- bzw. Antihormontherapie** vor einer Operation; sie soll Tumorgewebe verkleinern und inaktivieren)
- **Operation**
- adjuvante Therapie (unterstützende Maßnahmen z. B. nach einer Operation), sowohl als **zielgerichtete Krebstherapie** (targeted therapy), als **Chemo-, Strahlen- oder Antihormontherapie**; sie zerstört quasi noch vermutetes Tumorgewebe

2. Palliative (lindernde) Maßnahmen

Diese Therapieformen lindern Symptome, Neben- und Nachwirkungen, verbessern die Lebensqualität und wirken lebensverlängernd.

Eine palliative Therapie beinhaltet ebenfalls verschiedene Maßnahmen:

- **zielgerichtete Krebstherapie** (targeted therapy) durch bestimmte Medikamente
- **Chemotherapie**
- **Strahlentherapie**
- **Antihormontherapie**
- **Operation(en)**

Operationen können sowohl brusterhaltend sein oder mit einer Brustentfernung enden. Neoadjuvante Therapien sollen vor einer Operation die mögliche weitere Ausdehnung des Tumors verhindern, das Ausmaß der Operation verringern und die Wahrscheinlichkeit erhöhen, die Brust zu erhalten.

Sowohl Metastasen (Tochtergeschwülste) als auch Rezidive (Rückfälle/Wiederauftreten des Tumors) erlauben alle genannten Therapiemaßnahmen. Therapeutische Ansätze gibt es sowohl als einzelne Maßnahme als auch in Kombination. Die Entscheidung für oder gegen eine oder mehrere dieser medizinischen Therapiemaßnahmen hängt u. a. von der Tumorgröße, den histologischen Befunden sowie dem Allgemein- aber auch Ernährungszustand der betroffenen Frau ab.

Alle medizinischen Therapiemaßnahmen greifen Ihren Körper und die Zellen (leider meist auch die gesunden) an. Optimal ist daher, mit einem guten Ernährungszustand zu starten.

Ernährungstherapie rund um die Behandlung

Gerade in der Zeit vor, während und nach einer medizinischen Therapie ist es wichtig, durch gezielte Ernährung dafür zu sorgen, dass Sie möglichst gut durch diese kräftezehrende Phase kommen.

Die Chemotherapie ist neben Operation, Bestrahlung und Hormontherapie ein wichtiger Bestandteil der Behandlung. Was können Sie selbst tun, um in dieser Zeit Ihr Immunsystem zu stärken?

Chemotherapie: Wie Sie sich optimal ernähren

In der Zeit der Chemotherapie beschreiben Brustkrebspatientinnen viele Nebenwirkungen. Übelkeit und Erbrechen werden seit einigen Jahren erfreulicherweise weniger, häufiger treten Appetitlosigkeit, Mundtrockenheit, Nahrungsmittelaversionen und damit verbunden manchmal eine Gewichtsabnahme als Begleiterscheinungen auf.

Bitte beachten Sie: Die Dosis der Chemo-Medikation wird über die Körperoberfläche (0,007184 x Größe (cm)^{0,725} x Körpergewicht (kg)^{0,425}; nach Dubois) berechnet. Da die Chemo-Zyklen über einen längeren Zeitraum verteilt sind und eine Gewichtsab- oder -zunahme dabei möglich ist, rate ich zu einer regelmäßigen Gewichtsmessung, gerade vor einem neuen Chemo-Zyklus.

Gewichtszunahme trotz Appetitlosigkeit?

Vielleicht haben auch Sie eine Gewichtszunahme als eine Nebenwirkung während der Chemotherapie beobachtet. Häufig berichten mir Betroffene, dass sie das unglücklich macht – medizinisch gesehen spielt die Gewichtszunahme auch für den weiteren Krankheitsverlauf eine Rolle (Seite 58). Vielleicht wundern Sie sich: Obwohl Sie weniger essen, geht das Gewicht nach oben – und das irritiert. Gründe könnten z. B. sein, dass durch die veränderte hormonelle Situation weniger Energie im Körper verbrannt wird oder dass während der Therapie Cortison eingesetzt wird. Eine weitere Ursache: Oft sind die Betroffenen infolge der Nach- bzw. Nebenwirkungen der Chemo müde und energiearm und bewegen sich weniger als vorher. In den Empfehlungen zum Gewichtsmanagement (Seite 63) erfahren Sie ausführlicher, was Sie dagegen tun können.

Sind Omega-3-Fettsäuren ein Schutz?

Es wird in der Wissenschaft diskutiert, ob eine Nahrungsergänzung mit Omega-3-Fettsäuren während der Chemotherapie einen Schutz bietet. Ergebnisse aus Untersuchungen zeigen leider nur im Tiermodell eine positive Wirkung der speziellen Fettsäuren auf angegriffene Blutgefäße und das Herz-Kreislauf-System. Diese Erkenntnisse sind jedoch zu gering, um aus ihnen eine offizielle Empfehlung zu entwickeln. Es wurde jedoch beobachtet, dass manche der Brustkrebspatientinnen beim Einsatz von Omega-3-Fettsäuren-Kapseln während der Chemotherapie weniger unter Mundtrockenheit litten. Therapiebegleitende unerwünschte Nebenwirkungen der Chemo, z. B. ein Knochendichteverlust und damit die Gefahr einer Osteoporose, können durch kalziumreiche Ernährung (das bedeutet ca. 1000–1500 mg Kalzium pro Tag im Essen und Trinken) verringert oder gar behoben werden. Empfehlenswert sind hier z. B. fettarme Milchprodukte, optimales Mineralwasser, grünes Gemüse, Nüsse und Samen. Aus meiner Erfahrung kann ich sagen: Brustkrebsbetroffene, die professionelle Ernährungsberatung in Anspruch genommen haben, mussten weniger häufig ihre Therapien abbrechen, und dies hat ihre Lebensqualität wie auch die Prognose verbessert.

Welche Lebensmittel sind gut?

Mit einem optimalen Ernährungszustand **vor** einer Chemotherapie sind Sie bestens ausgestattet, d. h. Sie können

- das Soll-, Normalgewicht halten bzw. anstreben, d. h. genau so viel und so wenig »kcal« essen und trinken wie nötig; Leitlinien empfehlen 25–30 kcal/kg Körper-(soll-)gewicht/Tag
- viel Muskelmasse haben bzw. aufbauen, d. h. eiweißreich essen (ggf. auch trinken); Leitlinien empfehlen 1,5 g Eiweiß/kg Körper-(soll-)gewicht/Tag
- ausreichend viel Flüssigkeit trinken: die Gesamtflüssigkeit setzt sich zusammen aus Getränken (ca. 1,5–2 l/Tag) und Lebensmitteln (ca. 800 ml)
- pflanzenbetont und vielseitig essen (ca. 30 verschiedene pflanzliche Lebensmittel pro Woche).

Lebensmittel, die **vor**, **während** und **nach** Ihrer Chemotherapie auf dem Speiseplan stehen sollten, finden Sie in der nachfolgenden Tabelle (Seite 15).

Wenn eine Operation ansteht

Ob es die Entfernung des Knotens ist, Brustgewebe entfernt werden muss oder gar eine Amputation der Brust in Erwägung gezogen wird – jede Operation ist nicht nur wörtlich ein »einschneidendes« Ereignis für eine Frau. Wenn man sich krankheitsbedingt einer solchen Operation unterziehen muss, ist das eine schwere Kost. Deshalb sind Essen und Trinken vor und nach Operationen auch wichtig für die Seele.

Wenn die Lymphknoten ebenfalls mit entfernt werden, ist das für viele Betroffene mit z. T. heftigen Nebenwirkungen verbunden. Neben den üblichen Tätigkeiten des Alltags mit vorübergehend »einem« Arm werden Einkaufen ebenso wie Schneiden und Rühren schwierig. Taubheitsgefühle und eventuell auftretende Lymphödeme machen wenig Lust auf Mehr-Gänge-Menüs.

GEEIGNETE LEBENSMITTEL FÜR MAHLZEITEN VOR, WÄHREND UND NACH EINER CHEMOTHERAPIE

VOR und NACH der Chemotherapie

Getränke, über den Tag verteilt

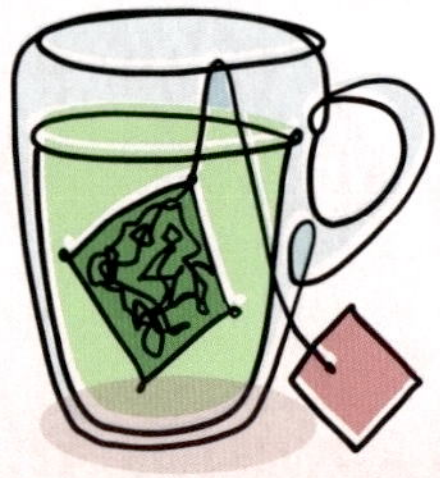

- Trinkwasser, Mineralwasser, ungesüßter Tee, *siehe Frühstück*
- Fruchtsaft als Schorle oder gemischt mit fettarmen Milchprodukten bzw. ungezuckerten Pflanzendrinks

Frühstück

- Vollkornbrötchen, Vollkornbrot aus allen fein gemahlenen (Pseudo-)Getreidesorten
- Butter, Margarine
- Marmelade, Konfitüre, Gelee, Honig
- Erdnuss- oder Mandelmus
- Magerquark, fettarmer Frischkäse, fettarmer Käse (bis ca. 45 % Fett i. Tr. bzw. 20 % Fett absolut)
- max. 2 x pro Woche fettarme Wurst-/Fleischwaren
- weich gekochtes Ei/Rührei/Omelett
- vegetarische/vegane Brotaufstriche
- Porridge, Breie, Müsli mit Getreideflocken aller (Pseudo-)Getreidesorten
- Nüsse, Samen, Kerne
- fettarmer Naturjoghurt aus Milch oder Pflanzendrink
- frisches Obst, Kompott, Fruchtmus
- Kaffee, wenn gewünscht mit fettarmer Milch/Pflanzendrink, ohne Süßungsmittel oder wenig Rohrohrzucker bzw. Honig
- schwarzer bzw. grüner Tee, Kräutertee, Früchtetee, ohne Süßungsmittel oder nur wenig Rohrohrzucker bzw. Honig
- (zuckerarme) Kakaogetränke aus fettarmer Milch bzw. ungezuckertem Pflanzendrink

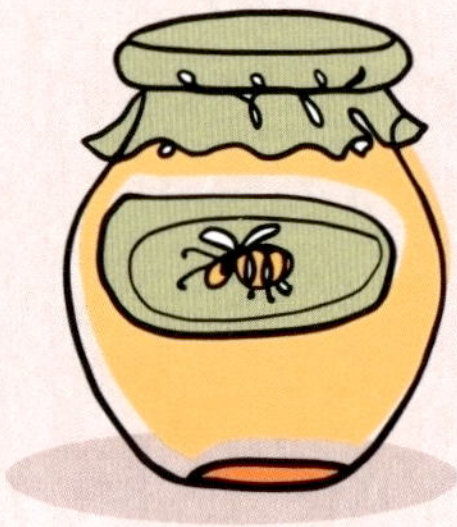

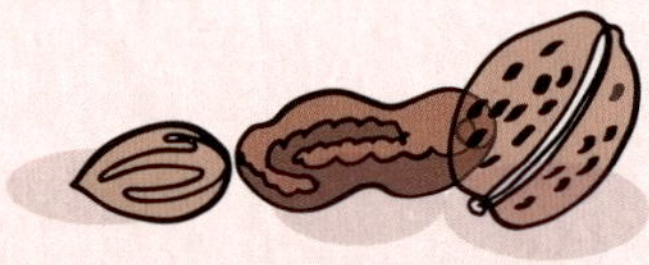

Snack (wenn Gewicht zugenommen werden muss)

- Nüsse, Samen, Kerne
- fettarme Milchprodukte (1,5 % Fett) aus Milch oder ungezuckertem Pflanzendrink
- Obst (*siehe Frühstück*), Kompott, Fruchtmus
- Porridge, Breie, Müsli mit Getreideflocken aller (Pseudo-)Getreidesorten

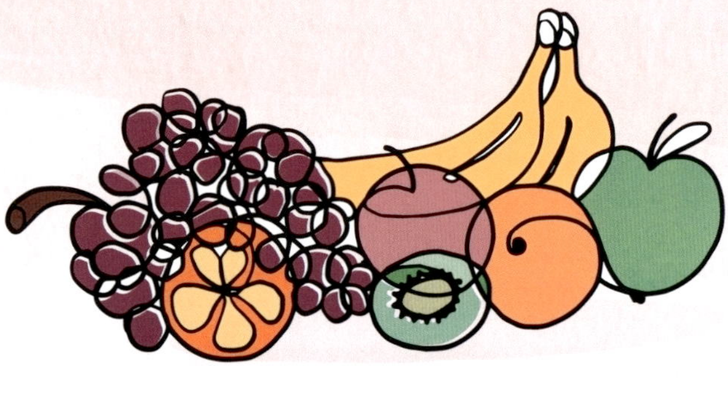

WÄHREND der Chemotherapie*

Getränke, über den Tag verteilt

- Trinkwasser, Mineralwasser ohne CO_2, ungesüßter Tee, *siehe Frühstück*
- Fruchtsaft als Schorle oder gemischt mit fettarmen Milchprodukten bzw. ungezuckerten Pflanzendrinks ohne Hülsenfrüchte

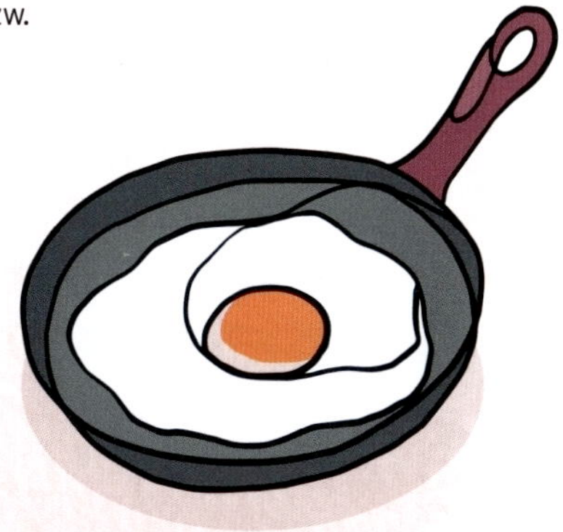

Frühstück

- Vollkornbrot aus allen fein gemahlenen (Pseudo-)Getreidesorten, ggf. auch Mischbrot, Weißbrot, Brötchen, Knäckebrot
- Butter, Margarine
- Marmelade, Konfitüre, Gelee, ***ohne Honig!***
- Erdnuss- oder Mandelmus
- Magerquark, fettarmer Frischkäse, fettarmer Käse (bis ca. 45 % Fett i. Tr. bzw. 20 % Fett absolut)
- max. 2 x pro Woche fettarme Wurst/Fleisch, ***nicht roh oder geräuchert!***
- Rührei/Omelett
- vegetarische/vegane Brotaufstriche ohne Hülsenfrüchte
- Porridge, Breie, Müsli mit zarten Getreideflocken aller (Pseudo-)Getreidesorten
- Nüsse (mit kochendem Wasser überbrüht), Samen, Kerne (nach Verträglichkeit, nur in kleinen Mengen)
- fettarmer Naturjoghurt aus Milch oder Pflanzendrink ohne Hülsenfrüchte
- frisches Obst (nach Verträglichkeit, nicht in akuten Situationen, Steinobst, nur kleine Portionen), Kompott, Fruchtmus (ohne Grapefruit und Pomelo)
- magenschonender, ggf. entkoffeinierter Kaffee, nach Wunsch mit fettarmer Milch/Pflanzendrink (ohne Hülsenfrüchte), ohne Süßungsmittel oder nur wenig Rohrohrzucker
- lange gezogener schwarzer Tee, Kräutertee, Früchtetee, ohne Süßungsmittel oder nur wenig Rohrohrzucker
- (zuckerarme) Kakaogetränke aus fettarmer Milch bzw. ungezuckertem Pflanzendrink ohne Hülsenfrüchte

Snack (wenn Gewicht zugenommen werden muss)

- mit abgekochtem Wasser kurz überbrühte Nüsse, Samen, Kerne (in kleinen Mengen)
- fettarme Milchprodukte aus Milch oder ungezuckertem Pflanzendrink ohne Hülsenfrüchte
- frisches Obst (nach Verträglichkeit, nicht in akuten Situationen, Steinobst nur kleine Portionen), Kompott, Fruchtmus ohne Grapefruit und Pomelo
- Porridge, Breie, Müsli mit zarten Getreideflocken aller (Pseudo-)Getreidesorten bzw. Instantflocken

** Manche Nebenwirkungen und die Immunsuppression wurden mitberücksichtigt.*

GEEIGNETE LEBENSMITTEL FÜR MAHLZEITEN VOR, WÄHREND UND NACH EINER CHEMOTHERAPIE

VOR und NACH der Chemotherapie

(warme) **Mittagsmahlzeit**

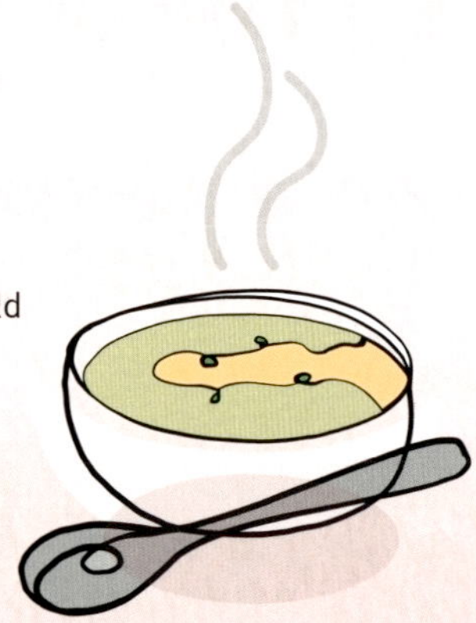

- Brühen bzw. Suppen, ohne Sahne, Speck u. Ä.
- Brühen-/Suppeneinlage fettarm wählen
- mageres Fleisch von Geflügel, Rind, Kalb; nur selten Lamm, Schwein, Wild
- entfettete Saucen, hell oder dunkel; bei kalten Saucen fettarme Basis (z. B. Naturjoghurt/pflanzliche Alternative u. Ä.)
- fettarme oder fettreiche Fische (mit Bio-Siegel), Meerestiere/-früchte
- Rührei, Eierstich, Omelett, pochierte Eier
- fettarme Milchprodukte (z. B. Magerquark) und fettarmer Käse
- fettarme vegetarische bzw. vegane Gerichte
- Kartoffeln, (Vollkorn-/Basmati-)Reis, (Vollkorn-)Teigwaren, (Pseudo-)Getreide, Klöße, Knödel, Polenta u. Ä.)
- viel leicht verdauliches Gemüse
- Blattsalate mit fettarmen/fettfreien Marinaden
- Gewürze und Kräuter; wenig oder keine Gewürzzubereitungen/Würzsaucen
- Obst *siehe Frühstück*
- Pudding o. Ä. aus fettarmer Milch/fettarmen Milchprodukten oder ungezuckertem Pflanzendrink

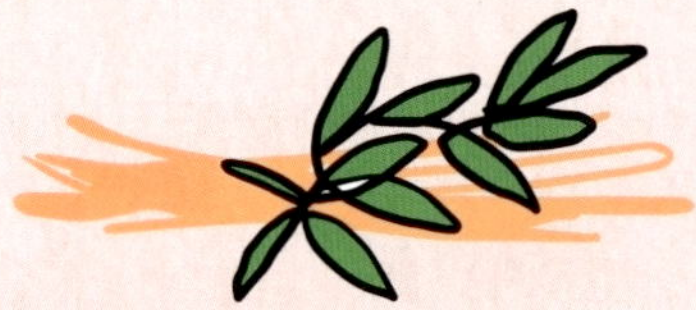

Nachmittagssnack (wenn Gewicht zugenommen werden muss)

- *siehe Snack*
- fettarme Kuchen- bzw. Gebäckzubereitungen
- Kaffee, wenn gewünscht dazu fettarme Milch/Pflanzendrink, ohne Süßungsmittel oder nur wenig Rohrohrzucker bzw. Honig
- schwarzer bzw. grüner Tee, Kräutertee, Früchtetee, ohne Süßungsmittel oder nur wenig Rohrohrzucker bzw. Honig
- (zuckerarme) Kakaogetränke aus fettarmer Milch bzw. ungezuckertem Pflanzendrink

Abendessen

- Vollkornbrötchen, Vollkornbrot aus allen fein gemahlenen (Pseudo-)Getreidesorten
- Butter, Margarine
- Marmelade, Konfitüre, Gelee, Honig
- Erdnuss- oder Mandelmus
- Magerquark, fettarmer Frischkäse, fettarmer Käse (bis ca. 45 % Fett i. Tr. bzw. 20 % Fett absolut)
- max. 2 x pro Woche fettarme Wurst-/Fleischwaren
- weich gekochtes Ei/Rührei/Omelett
- vegetarische bzw. vegane Brotaufstriche
- leicht verdauliches Gemüse (nach Verträglichkeit auch als Rohkost)
- Blattsalate mit fettarmen/fettfreien Marinaden

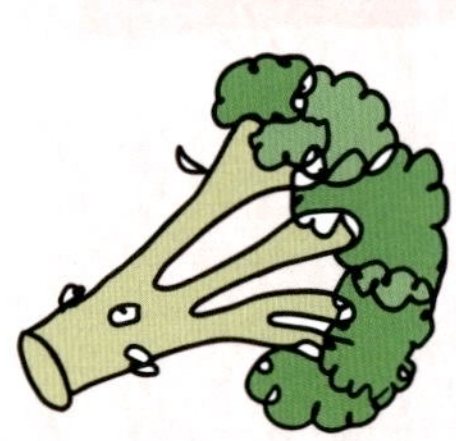

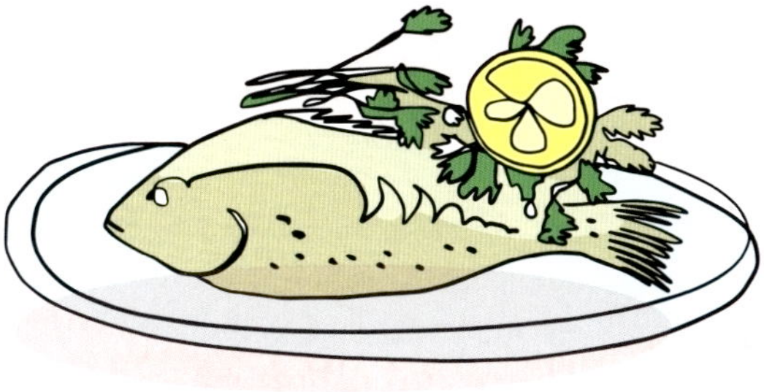

WÄHREND der Chemotherapie*

(warme) **Mittagsmahlzeit**

- Brühen bzw. Suppen, ohne Sahne, Speck u. Ä.
- Brühen-/Suppeneinlage fettarm wählen
- mageres Fleisch von Geflügel, Rind, Kalb; nur selten Lamm, Schwein, Wild
- entfettete Saucen, hell oder dunkel; bei kalten Saucen fettarme Basis (z. B. Naturjoghurt/pflanzliche Alternative ohne Hülsenfrüchte u. Ä.)
- fettarme oder fettreiche Fische (mit Bio-Siegel), Meerestiere/-früchte
- Rührei, Eierstich, Omelett, pochierte Eier
- fettarme Milchprodukte (z. B. Magerquark) und fettarmer Käse
- fettarme vegetarische bzw. vegane Gerichte
- frisch und fettarm zubereitet: Kartoffeln, (Vollkorn-/Basmati-)Reis, (Vollkorn-)Teigwaren, (Pseudo-)Getreide, Klöße, Knödel, Polenta u. Ä.
- viel Gemüse (wenig blähend), gerne gegart
- Blattsalate mit fettarmen/fettfreien Marinaden ohne Zwiebel, Knoblauch etc.
- Gewürze und Kräuter; wenig oder keine Gewürzzubereitungen/Würzsaucen
- Obst *siehe Frühstück*
- Pudding o. Ä. aus fettarmer Milch/fettarmen Milchprodukten oder ungezuckertem Pflanzendrink ohne Hülsenfrüchte

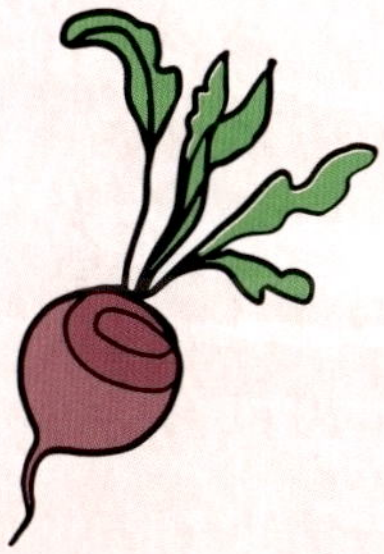

Nachmittagssnack (wenn Gewicht zugenommen werden muss)

- *siehe Snack*
- fettarmer Kuchen bzw. fettarmes Gebäck
- magenschonender, ggf. entkoffeinierter Kaffee, wenn gewünscht dazu fettarme Milch/Pflanzendrink (ohne Hülsenfrüchte), ohne Süßungsmittel oder nur wenig Rohrohrzucker
- lange gezogener schwarzer Tee, Kräutertee, Früchtetee, ohne Süßungsmittel oder nur wenig Rohrohrzucker
- (zuckerarme) Kakaogetränke aus fettarmer Milch bzw. ungezuckertem Pflanzendrink ohne Hülsenfrüchte

Abendessen

- ggf. auch Mischbrot, Weißbrot, Brötchen, Knäckebrot
- Butter, Margarine
- Marmelade, Konfitüre, Gelee ***ohne Honig!***
- Erdnuss- oder Mandelmus
- Magerquark, fettarmer Frischkäse, fettarmer Käse (bis ca. 45 % Fett i. Tr. bzw. 20 % Fett absolut)
- max. 2 x pro Woche fettarme Wurst-/Fleischwaren, ***nicht roh oder geräuchert!***
- Rührei/Omelett
- vegetarische bzw. vegane Brotaufstriche ohne Hülsenfrüchte
- Blattsalate mit fettarmen/fettfreien Marinaden ohne Zwiebel, Knoblauch etc.

** Manche Nebenwirkungen und die Immunsuppression wurden mitberücksichtigt.*

Optimal ist es, wenn Sie mit gutem Ernährungszustand in die Operation gehen (Seite 15). Ein modernes leitlinienorientiertes Operationsmanagement (z.B. nach ERAS® = Enhanced Recovery After Surgery) bindet Sie als Brustkrebspatientin mit ein. Es wird z.B. darauf geachtet, dass die Nüchternphase so kurz wie möglich gehalten und künstliche Ernährung weitgehend vermieden wird.

Tage vor der Operation

Optimal (und überaus wünschenswert) ist: Sieben Tage vor der Operation, dreimal täglich zusätzlich zur normalen Ernährung, nehmen Sie eine spezielle (wenn nötig hochkalorische) Trinknahrung (manchmal bekannt als »Astronautennahrung«) zu sich. Sie enthält besondere Nährstoffe, die Ihr Immunsystem stärken und potenzielle Nährstoffmängel ausgleichen können. Viele Patientinnen trinken diese Shakes gekühlt, langsam und in kleinen Schlucken.

Direkt vor der Operation

Konventionelle Operationsvorbereitung (das bisherige Verfahren) sieht bis sechs Stunden vor der Operation eine Nüchternphase vor.

Das moderne ERAS®-Management vermeidet unnötige Fastenphasen. Bis sechs Stunden vor der Operation können Sie normal essen und trinken, zwei Stunden vor der OP trinken Sie eine »glucosehaltige, klare Nährlösung«, z.B. Apfelsaft oder Eistee.

Wichtig: Für Brustkrebspatientinnen mit einem ER-positiven Tumor wird eine glucosehaltige Nährlösung vor der Operation **nicht** empfohlen. Sie sollten die konventionelle Operationsvorbereitung beibehalten.

Nach der Operation

In der Regel können Sie am ersten Tag nach der Operation fettarme Suppen, Brühen, gerne mit Nährmitteln, Naturjoghurt (1,5 Prozent Fett), Zwieback/Toastbrot/Weißbrot mit Magerquark, Gelee, fettarmem Frischkäse, fettarmem Milchbrei/Pudding, Fruchtmus u.Ä. essen. Besonderes Augenmerk liegt hier auf der Eiweißmenge, die das Immunsystem »füttert«, die Wundheilung unterstützt und einen Muskelabbau verhindert. Diese Aspekte sind enorm wichtig für eine schnelle Regeneration. Am zweiten Tag nach der Operation kommen Sie mit einer angepassten Vollkost (früher »Schonkost«) und viel Trinkflüssigkeit ganz prima zurecht. Gegebenenfalls kommt erneut eine Trinknahrung zum Einsatz, vielleicht ein spezielles eiweißreiches Produkt. Und oft wird zur Speichelanregung Kaugummi gereicht (ich empfehle den guten alten mit Zucker, er verursacht keinen [!] Durchfall).

Nach der Entlassung aus der Klinik

Wundheilung, Aufbau des Immunsystems und mittelfristig die optimale Nährstoffversorgung (besonders mit Eiweiß, den Vitaminen A und C sowie Zink) für den Regenerationsprozess sind die Aspekte, die nach der Operation im Speiseplan berücksichtigt werden. Ihre Lebensmittelauswahl könnte postoperativ (in der Reha und/oder zu Hause) wie in der Tabelle (Seite 21) sein, wenn keine weiteren Einschränkungen bzw. Nebenwirkungen (Seite 28) berücksichtigt werden müssen.

Ernährungsempfehlungen bei Lymphödem

Lymphknoten sammeln quasi »Müll« aus Blutbestandteilen heraus (Bakterien, Schadstoffe, Zellabfall u.Ä.), reinigen diese und geben sie gefiltert, entgiftet und sauber wieder in die Blutbahn zurück zur Ausscheidung über die Niere. Nach einer Operation im Bereich der Achselhöhlen kann es zu Stauungen kommen. Die Lymphflüssigkeit fließt nicht ab, Wasser und »Abfallstoffe« bleiben im Gewebe zurück. Neben der wichtigen Lymphdrainage können Sie auch durch gezielte Ernährung die physikalischen Maßnahmen unterstützen:

- Vermeiden Sie einen »Eiweißmangel«. Stimmen Sie sich für eine eiweißreiche Lebensmittelauswahl, z.B. mit fettarmen Milchprodukten, Eierspeisen, fettarmem Käse und, wenn vertragen, auch Hülsenfrüchten, mit Ernährungsfachkräften ab. Ggf. sind Zusätze über Eiweißkonzentrate notwendig.
- Trinken Sie dennoch täglich ausreichend und viel (gerne 2,5 l), auch wenn Flüssigkeit quasi eingelagert wird. So kann die Konzentration der Abfallstoffe »verdünnt werden«, das macht weniger Schmerzen und erleichtert mittelfristig den Abfluss.
- Verwenden Sie wenig Salz, dafür aber viel mehr Kräuter und Gewürze. Kochsalz bindet Wasser, Kräuter liefern viel Kalium, dieser Mineralstoff fördert die Flüssigkeitsausscheidung.
- Genießen Sie viel kaliumreiches Gemüse und Obst; das Kalium in den Lebensmitteln regt die Niere sanfter zur Ausscheidung an als z.B. Wassertabletten. Besonders kaliumreich sind Brokkoli, Möhren, Mangold, Babyspinat, Kürbis, Aprikosen, Bananen, Beeren und Trockenobst.
- In besonderen Fällen, und nur in Abstimmung mit qualifizierten Ernährungsfachkräften, kann eine MCT-Fett-Auswahl z.B. bei Öl, Margarine und Aufstrichen geeignet sein, um den Lymphabfluss zu unterstützen. MCT-Fette (engl. **M**edium **C**hain **T**riglycerides, mittelkettige Fettsäuren) sind besonders leicht verdaulich.

Empfohlene Ernährung bei einer Strahlentherapie

Häufig wird eine Strahlentherapie an eine brusterhaltende Operation angeschlossen oder im »Sandwich« mit einer Chemotherapie durchgeführt. Leider können sich durch die Behandlung manche Akut- und auch sogenannte Späteffekte ergeben, wie z.B. eine Speiseröhrenentzündung und damit auch Schmerzen und Schluckstörungen.

Mit einem optimalen Ernährungszustand vor einer Strahlentherapie sind Sie bestens ausgestattet (Seite 15). Wenn Sie im Verlauf der Chemotherapie oder nach der Operation abgenommen haben, empfehle ich den Kontakt zu einer qualifizierten Ernährungsfachkraft und die Hinweise auf Seite 42.

Während der Strahlentherapie sollten Sie Ihr Gewicht möglichst halten. Werden Ihr Gewicht und Ihr Appetit durch Schluckstörungen beeinträchtigt, ist es hilfreich, die Speisen gezielt auszuwählen und ihre Konsistenz entsprechend anzupassen: Vielleicht sind (dick-)flüssige, pürierte oder breiige Getränke bzw. weiche Speisen gut für Sie (siehe Kasten), eventuell müssen Sie zusätzlich mit einer Trinknahrung für die optimale Energie- und vor allem Eiweißzufuhr sorgen.

Es gibt spezielle diätetische Dickungsmittel, mit denen Getränke angedickt werden können. So gleiten diese langsamer über die Zunge in den Rachen, das vermindert bzw. verhindert ein Verschlucken. Fragen Sie Ernährungsfachkräfte danach.

WELCHE LEBENSMITTEL NACH EINER OPERATION EMPFEHLENSWERT SIND

über den Tag verteilte Getränke

- Trinkwasser, Mineralwasser, ungesüßter Tee, *siehe Frühstück*
- Fruchtsaft als Schorle oder gemischt mit fettarmen Milchprodukten bzw. ungezuckerten Pflanzendrinks

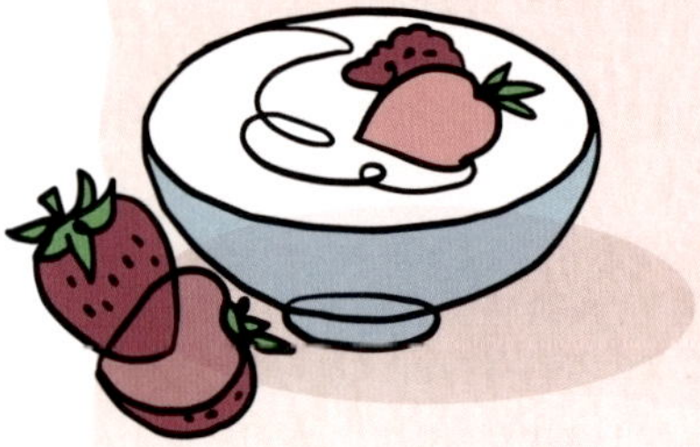

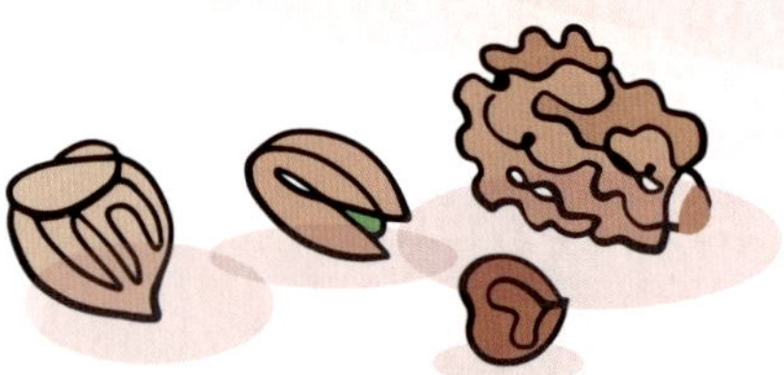

Frühstück

- Vollkornbrötchen, Vollkornbrot aus fein gemahlenen (Pseudo-)Getreidesorten
- Butter, Margarine
- Marmelade, Konfitüre, Gelee, Honig
- Erdnuss- oder Mandelmus
- Magerquark, fettarmer Frischkäse, fettarmer Käse (bis ca. 45 % Fett i. Tr.)
- max. 2 x pro Woche fettarme Wurst-/Fleischwaren
- weich gekochtes Ei/Rührei/Omelett
- vegetarische bzw. vegane Brotaufstriche
- Porridge, Breie, Müsli mit Getreideflocken aller (Pseudo-)Getreidesorten
- Nüsse, Samen, Kerne
- fettarmer Naturjoghurt (1,5 % Fett) aus Milch oder Pflanzendrink
- frisches Obst, Kompott, Fruchtmus ohne Grapefruit und Pomelo
- Kaffee, wenn gewünscht, dazu fettarme Milch/Pflanzendrink, ohne Süßungsmittel oder nur wenig Rohrohrzucker bzw. Honig
- schwarzer bzw. grüner Tee, Kräutertee, Früchtetee, ohne Süßungsmittel oder wenig Rohrohrzucker bzw. Honig
- (zuckerarme) Kakaogetränke aus fettarmer Milch bzw. ungezuckertem Pflanzendrink

Snack (bei gewünschter Gewichtszunahme)

- Nüsse, Samen, Kerne
- fettarme Milchprodukte (1,5 % Fett) aus Milch oder ungezuckertem Pflanzendrink
- Obst (*siehe Frühstück*), Kompott, Fruchtmus ohne Grapefruit und Pomelo
- Porridge, Breie, Müsli mit Getreideflocken aller (Pseudo-)Getreidesorten

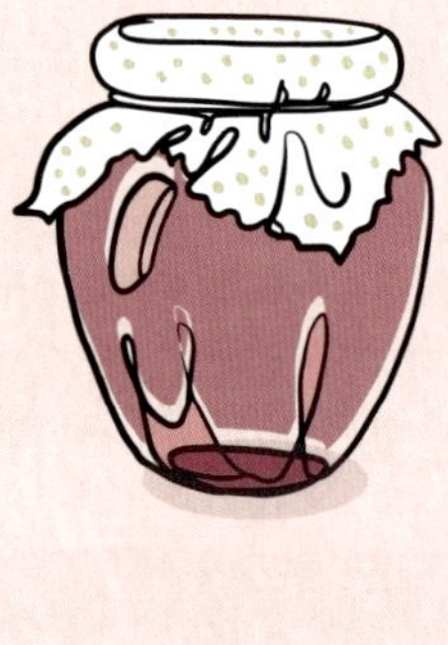

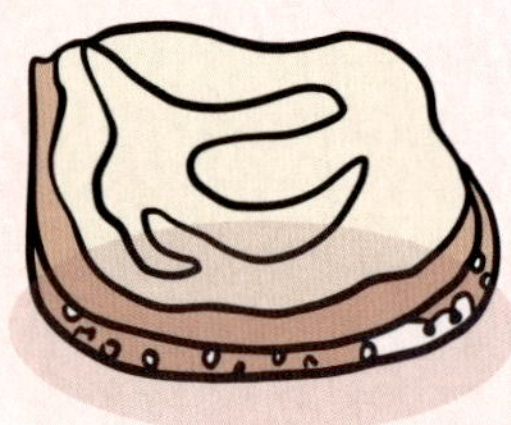

(warme) **Mittagsmahlzeit**

- Brühen bzw. Suppen, ohne Sahne, Speck u. Ä.
- Brühen-/Suppeneinlage, fettarm
- mageres Fleisch von Geflügel, Rind, Kalb; nur selten Lamm, Schwein, Wild
- entfettete Saucen, hell oder dunkel; bei kalten Saucen fettarme Basis (z. B. Naturjoghurt/pflanzliche Alternative u. Ä.)
- fettarme oder fettreiche Fische (mit Bio-Siegel und WWF-Orientierung), Meerestiere/-früchte
- Rührei, Eierstich, Omelett, pochierte Eier
- fettarme Milchprodukte (z. B. Magerquark) und fettarmer Käse
- fettarme vegetarische bzw. vegane Gerichte
- Kartoffeln, (Vollkorn-/Basmati-)Reis, (Vollkorn-)Teigwaren, (Pseudo-)Getreide, Klöße, Knödel, Polenta u. Ä.
- viel leicht verdauliches Gemüse
- Blattsalate mit fettarmen/fettfreien Marinaden
- Gewürze und Kräuter; wenig oder keine Gewürzzubereitungen/Würzsaucen
- Obst, *siehe Frühstück*
- Pudding o. Ä. aus fettarmer Milch/fettarmen Milchprodukten oder ungezuckertem Pflanzendrink

Nachmittagssnack (bei gewünschter Gewichtszunahme)

- *siehe Snack*
- fettarmer Kuchen bzw. fettarmes Gebäck
- Kaffee, wenn gewünscht, dazu fettarme Milch/Pflanzendrink, ohne Süßungsmittel oder nur wenig Rohrohrzucker bzw. Honig
- schwarzer bzw. grüner Tee, Kräutertee, Früchtetee, ohne Süßungsmittel oder nur wenig Rohrohrzucker bzw. Honig
- (zuckerarme) Kakaogetränke aus fettarmer Milch bzw. ungezuckertem Pflanzendrink

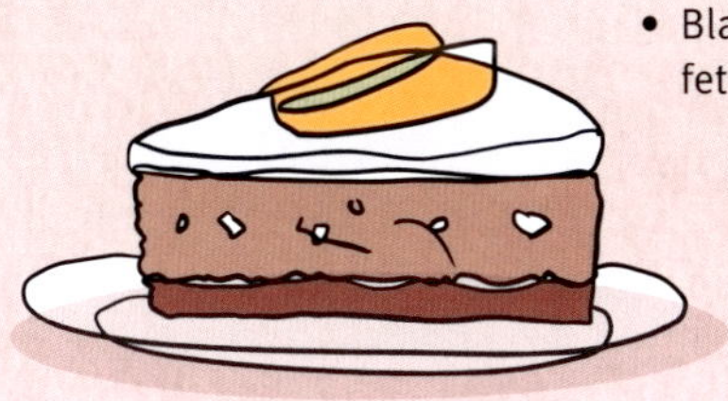

Abendessen

- Vollkornbrötchen, Vollkornbrot aus fein gemahlenen (Pseudo-)Getreidesorten
- Butter, Margarine
- Marmelade, Konfitüre, Gelee, Honig
- Erdnuss- oder Mandelmus
- Magerquark, fettarmer Frischkäse, fettarmer Käse (bis ca. 45 % Fett i. Tr.)
- max. 2 x pro Woche fettarme Wurst-/Fleischwaren
- weich gekochtes Ei/Rührei/Omelett
- vegetarische bzw. vegane Brotaufstriche
- leicht verdauliches Gemüse (nach Verträglichkeit auch als Rohkost)
- Blattsalate mit fettarmen/fettfreien Marinaden

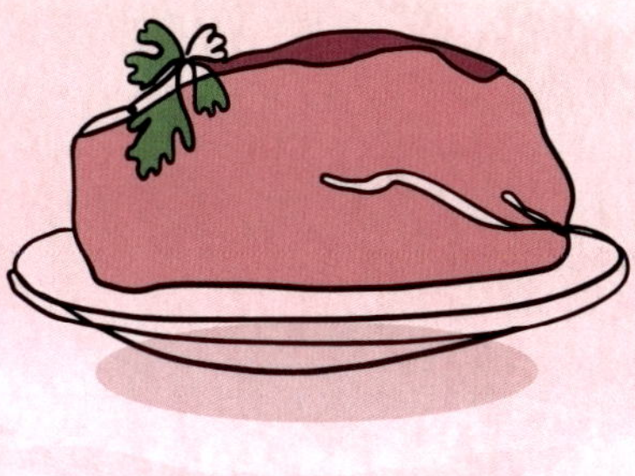

Wichtig: Vermeiden Sie in Phasen mit Schluckproblemen Speisen mit unterschiedlichen Konsistenzen, z. B. Eintopf und Fruchtjoghurt.

Was Sie während der Antihormontherapie beachten sollten

Die Antihormontherapie wird eingesetzt, um die Bildung oder Wirkung des Hormons Östrogen zu blockieren. Auf diese Weise wird das Wachstum hormonempfindlicher Tumorzellen verhindert und das Risiko für einen Rückfall oder eine fortschreitende Erkrankung gesenkt. Oft ist die Therapie mit dem Medikament Tamoxifen und Co. das Mittel der Wahl bei hormonpositivem Brustkrebs. Die von vielen Brustkrebspatientinnen am häufigsten erlebten Heißhungerattacken sind eine Herausforderung – im Alltag und auf der Waage.

Wichtig für Sie zu wissen ist, dass die Einnahme des Medikaments eine sehr effektive Therapiemaßnahme gegen den Tumor ist, jedoch auch Einfluss auf Ihr Herz-Kreislauf-System und Ihre Knochen hat. Achten Sie deshalb auf eine herz- und knochengesunde Lebensmittelauswahl. Ich empfehle z. B. bestimmten Fette sprich Fettsäuren (Seite 72), blutzuckersenkende Kohlenhydrate (Seite 64) und kalziumreiche Lebensmittel, die bei Hormongaben immer Thema sein müssen. Antihormontherapien, besonders jene mit Tamoxifen, erhöhen auch das Risiko für eine Fettleber.

Wichtig während der Einnahme von Tamoxifen, Letrozol und Co.

Um Wechselwirkungen mit den Medikamenten und ihren Wirkstoffen zu verhindern, dürfen Sie während der Einnahme von Tamoxifen und/oder weiteren Aromatasehemmern keine Grapefruits und keine Pomelo essen. Enzyme in diesen Früchten und Säften beeinträchtigen die Wirkung des Medikaments. Obwohl sie keine Lebensmittel sind, dennoch der Hinweis: Grüntee-Ex-

Geeignete Speisen bei Schluckbeschwerden – dickflüssig bis breiig und weich

- Cremesuppe, legierte Suppe
- Grütze ohne Stückchen, fein püriertes Kompott, Apfelmus, Bananen, Melone
- Puddingmilchsuppe, Pudding, Dessertcreme (Seite 146)
- Kartoffelpüree mit Sauce, Salzkartoffeln, gut gequollene Teigwaren, Glasnudeln
- fein püriertes bzw. weich gekochtes Gemüse, Avocado
- püriertes Fleisch, Bolognese, Hackbraten
- Kochfisch ohne Gräten
- Gemüseauflauf
- Gute-Laune-Auflauf mit Früchten und Mandeln (Seite 140)
- Buttermilch, Milchmix, Naturjoghurt, Quarkspeise ohne Stückchen
- Tomatensaft
- Grieß-, Polentaschnitten
- Brot ohne Rinde
- Streichkäse
- Babygläschen
- Eis

trakt-Pulver sollten Sie in der Phase der Antihormontherapie ebenso wenig einnehmen wie Rotklee- und Sojaextrakte.

So schützen Sie Herz und Knochen und verhindern Heißhunger

- Achten Sie auf eine ausreichende und optimale Eiweißmenge in jeder Mahlzeit. Eiweißreiche Lebensmittel sind Sattmacher.
- Gute kalziumreiche »Eiweißsattmacher« sind in jedem Fall fettarme Milchprodukte (z. B. Naturjoghurt [1,5 % Fett], Buttermilch, Magerquark, fettarmer Frischkäse [max. 30 % Fett i. Tr.], fettarmer Käse [max. 45 % Fett i. Tr.]) und die kalziumangereicherten pflanzlichen Alternativen.
- Trinken Sie viel und oft am Tag, gerne auch kalziumreiches Mineralwasser (> 250 mg Ca/l). Manchmal (nicht immer …) ersetzt ein Glas Wasser einen Snack.
- Genießen Sie bei den Kohlenhydraten unbedingt große Portionen aus der Gemüse- und Salatecke. Hülsenfrüchte, Kartoffeln, Nudeln und Co. liefern viele wertvolle Nährstoffe, sind jedoch in Therapien mit zusätzlichen Hormonen nur in kleinen Mengen empfehlenswert, da sie sonst zu einer vermehrten Insulinausschüttung führen (Seite 82).
- Hungern Sie nicht, zu keiner Zeit! Genießen Sie, wenn Sie eine Zwischenmahlzeit brauchen, eine Portion Energie-, Kraftkugeln bzw. Energy Balls (Seite 43) oder eine Handvoll Nüsse, Mandeln, Samen oder Kerne, sie liefern neben Eiweiß viel Kalzium und gefäßschützende Fettsäuren.
- Lassen Sie Essensreste und Snacks nicht offen herumstehen, das führt in Versuchung.
- Essen im Stehen ist ungeeignet, setzen Sie sich zum Essen, nutzen Sie die Tipps, die im Zusammenhang mit »Achtsamkeit« (Seite 60) diskutiert werden.
- Kaffee und Tee können Hitzewallungen auslösen, scharfe Gewürze auch – wählen Sie ggf. weniger von diesen Lebensmitteln bzw. Getränken.
- Alkohol fördert Heißhunger und Hitzewallungen – während einer Antihormontherapie ist jedes Glas Alkohol ungeeignet.
- »Boostern« Sie Ihren Stoffwechsel z. B. mit einem »Hafer-Tag« (Seite 27), der Körper erfährt dabei ein »reset«.

Ernährung in der Nachsorge

Was darf ich essen und trinken in der Phase nach den ganzen Therapien? Ich bin doch geheilt. Meine Antwort: Wenn alles optimal verlaufen ist, dann dürfen Sie wieder alles essen. Es geht weiter darum, Rezidive und Metastasenbildung zu verhindern. Unser aktuelles Wissen zeigt: Alles zu essen, ohne darüber nachzudenken, geht nur, wenn dieses »Alles« den im Kapitel »Die beste Ernährung bei Brustkrebs« beschriebenen Empfehlungen folgt.

Für die Nachsorge empfehle ich Ihnen:

- reichlich Gemüse und Obst (5–7 Portionen/Tag), diese liefern viele Ballaststoffe, Vitamine und Mineralstoffe
- zusätzlich angemessene Mengen an Hülsenfrüchten und Getreideprodukten (bevorzugt Vollkorn, ca. 2 Portionen/Tag)
- hochwertige Öle, Samen, Kerne, Nüsse und Mandeln, sie enthalten eine optimale Fettqualität
- tierische Lebensmittel in Maßen: bevorzugt fettarme Milch und fettarme Milchprodukte mehrmals pro Woche wählen; Fisch, Geflügel und Eier ca. zwei- bis dreimal mal pro Woche genießen; (rotes)

Fleisch (wenn gewünscht) nur einige Male pro Monat verzehren (und dabei eher kleine Portionen bevorzugen)
- Süßigkeiten selten – für den Genuss
- Um Alkohol möglichst einen riesengroßen Bogen machen.

Ernährung in der palliativen Phase

Diese Phase der Erkrankung ist angstbehaftet und von keinem Menschen erwünscht. Und dennoch hilft es manchen, sich auch damit zu beschäftigen. Muss denn dann überhaupt noch gegessen und getrunken werden? Wie lange, und wenn ja, was?

Onkologisch spezialisierte Ernährungsfachkräfte unterstützen Patientinnen und ihre Angehörigen/Begleitungen in dieser Phase,
- um die Lebensqualität der Betroffenen zu verbessern bzw. zu erhalten,
- um die Lebensqualität der Angehörigen bzw. Begleitpersonen zu unterstützen bzw. zu erhalten und dabei
- körperliche und seelische Bedürfnisse aller Beteiligten optimal zu berücksichtigen.

Palliativsituationen sind durch Phasen geprägt, die von der Teilhabe am sozialen Leben (das kann Jahre dauern – wie schön) bis in eine finale Phase bzw. Sterbephase reichen. Und so unterschiedlich diese Phasen sind, so unterschiedlich sind die Ernährungsbedürfnisse der Patientinnen. Konkrete Studien über Speisen oder Flüssigkeitsmengen in welcher Phase oder in welcher Portionsgröße gibt es nicht – wird es nie geben. Ich achte die Grundsätze aus der Leitlinie der Deutschen Gesellschaft für Ernährungsmedizin (DGEM): »Jeder Mensch hat Anspruch auf eine ausreichende Ernährung« und »Ernährt werden [in der Sterbephase, Anm. der Autorin] soll nur, wenn die Vorteile gegenüber Belastungen und Risiken überwiegen.«

In der Phase ohne Einschränkung des selbstständigen Essens und Trinkens empfehle ich die modifizierte mediterrane Ernährung (Seite 81). In der Phase mit eingeschränkter Aktivität und ggf. auch Bettlägerigkeit gibt es oft viele tumorbedingte Nebenwirkungen, die zu beachten sind. Schauen Sie, entweder selbst betroffen oder als Angehörige, in die Abschnitte des Kapitels »Was tun bei therapiebedingten Nebenwirkungen?« (Seite 28) und in den Rezeptteil, um hier Unterstützung und (Rezept-)Ideen zu finden. Der Appetitlosigkeit können Sie mit verschiedenen Mitteln (Seite 32) versuchen zu begegnen, auch bei Mundtrockenheit und Geschmacksirritationen gibt es Konzepte (Seite 36).

Eine adäquate Energieaufnahme ist wünschenswert

Versuchen Sie eine angemessene Energie- und Nährstoffaufnahme so lange wie möglich aufrechtzuerhalten. Es ist ein schrecklicher Mythos zu glauben, Gewichtsabnahme sei normal bei einer Tumorerkrankung. Dies stimmt nicht.

Betreuung und Beschwerdelinderung kann in manchen, sich verschlechternden Phasen mit ergänzender Nahrung (Trinknahrung/Astronautenkost, enteraler oder parenteraler Nahrung, z. B. über einen zentralen Venenkatheter (ZVK) oder einen Port (implantiertes Kathetersystem) gestaltet werden, das verhilft den Betroffenen zu Kräften und steigert ihre Lebensqualität.

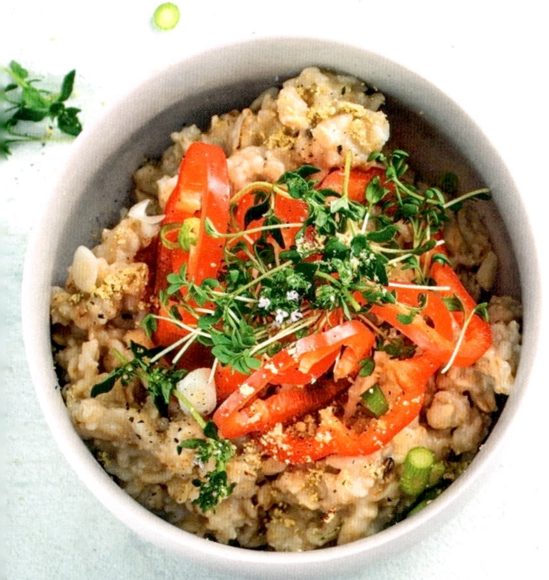

Hafer-Tag nach Dr. Keuthage*

Für 1 Person und 3 Mahlzeiten/Tag
pro Mahlzeit 60–80 g Haferflocken
+ für die salzige Variante
300–500 ml heiße Gemüse- oder Hühnerbrühe
optional dazu
Kräuter • max. 100 g Gemüse

oder die süße Variante
300–500 ml heißes Wasser • 1 TL Honig • Zitronensaft
optional dazu
max. 50 g Beeren • und/oder 20 g Nüsse • und/oder 5 g Zartbitterschokolade • und/oder 100 ml Haferdrink

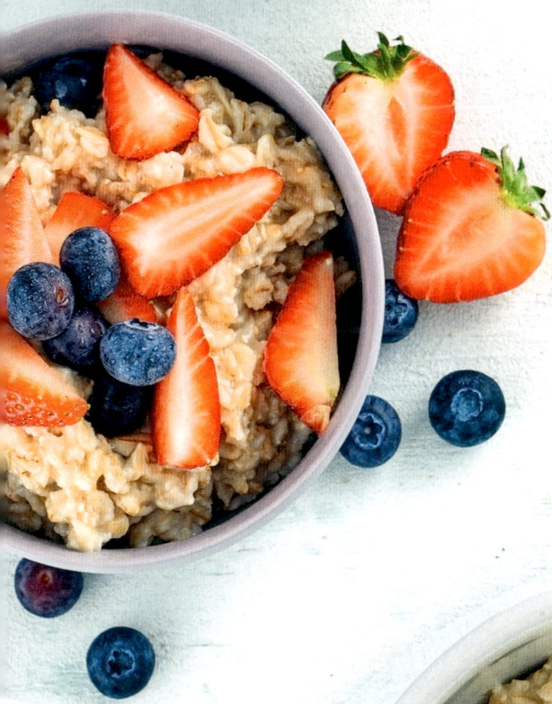

- Haferflocken mit Brühe oder Wasser aufgießen

- Zugabe der jeweiligen Zutaten, wie gewünscht

Variante von Birgit Blumenschein Statt Haferflocken können auch Gerstenflocken verwendet werden.

Tipp Beta(β)-Glucane in den Flocken sind das derzeit beste Darmbakterien-Futter.

---

* aus: Dr. Winfried Keuthage: Die Haferkur für einen gesunden Stoffwechsel. Stuttgart: TRIAS Verlag, 2021, S. 37

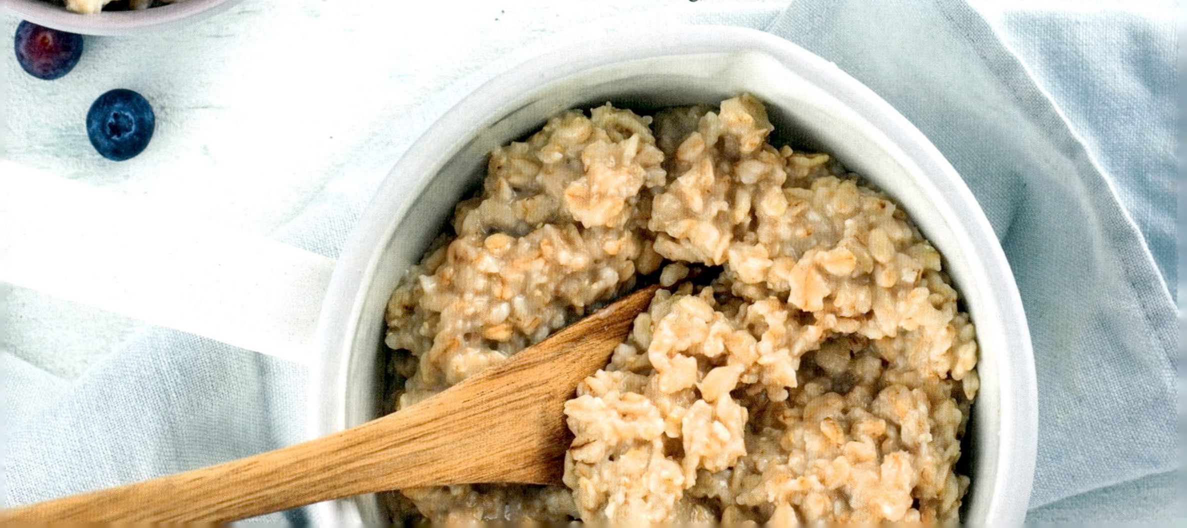

Was tun bei therapiebedingten Nebenwirkungen?

Um die unangenehmen Nebenwirkungen der Krankheit, aber vor allem auch der Therapien, abzumildern, gibt es einige gute Strategien, die sich bewährt haben. Sie betreffen nicht nur die Ernährung.

Jede Brustkrebspatientin erlebt die Zeit der Krankheit und die Therapiephasen ganz individuell. Es ist keine leichte Zeit – weder für den Körper noch für die Seele. Schock, Wut aber auch Angst und Mattigkeit beherrschen den Alltag. Sie fragen sich vielleicht: Was passiert jetzt? Wie werde ich die Therapie angehen und wie überstehen? Was kann ich selbst tun?

Auf die Frage, was Sie selbst tun können, habe ich hier im Buch viele Informationen zusammengetragen, die Ihnen während all der Therapiephasen helfen können, das Essen und Trinken optimal zu gestalten – und das ist schon sehr viel wert.

Besonders in der Nachsorge ist es wichtig, den Ernährungszustand (wenn nötig) wieder aufzubauen und gut zu erhalten. Das unterstützt den Genesungsprozess. Und lassen Sie sich in diesen für Sie schweren Zeiten von uns Ernährungsfachkräften begleiten.

Wenn Sie unter Übelkeit und Erbrechen leiden

Oft wird während der Therapie durch die Schädigung der Schleimhaut (besonders im Darm) das Hormon Serotonin freigesetzt. Dieses kann Reize zum Gehirn senden und Übelkeit und Brechreiz auslösen – schade, denn sonst funktioniert es als Glücksmacherhormon!

Moderne Chemotherapien bei Brustkrebspatientinnen beeinträchtigen mittlerweile seltener den Darm und nutzen zusätzlich zu den antitumoralen (»gegen den Tumor wirksamen«) Wirkstoffen Präparate, die ein Erbrechen bei vielen betroffenen Frauen verhindern helfen.

Je nachdem, wie sehr die Nahrungsaufnahme durch Übelkeit und/oder Erbrechen eingeschränkt ist, empfehle ich unbedingt eine unterstützende individuelle Ernährungstherapie.

Empfehlungen zur Behandlung von Übelkeit und Erbrechen

- Nehmen Sie vor einer Chemotherapie-Sitzung nur leicht verdauliche Speisen zu sich.
- Wählen Sie kleinere Mahlzeiten, häufiger über den Tag verteilt.
- Essen Sie langsam, kauen Sie gut und sitzen Sie aufrecht beim Essen.
- Bevorzugen Sie weiche, cremige Speisen.
- Kalte Speisen verbreiten weniger Gerüche und werden häufig besser vertragen.
- Vermeiden Sie unangenehme Gerüche, lüften Sie häufiger.
- Trinken Sie langsam, aber ausreichend, z. B. Tee oder Aromawasser (Seite 31).
- Zähneputzen, Mundspülungen und Lutschbonbons verbreiten ein Frischegefühl und helfen, den Nachgeschmack zu verringern. Je mehr Speichelfluss, desto weniger Übelkeit.

Essen Sie in Phasen von Übelkeit und Erbrechen keine Lieblingsspeisen, damit keine Aversion gegen noch verbleibende Leckereien entsteht. Ich empfehle Ihnen in speziellen Fällen die individuelle Ernährungsberatung.

Geruchs- und geschmacksarme Lebensmittel und Speisen

- Eier(-speisen), z. B. Rührei, Omelette
- Buttermilch, Naturjoghurt, Hüttenkäse, Magerquark, Dickmilch (ggf. laktosefrei)
- Tofu
- fein gemahlenes Vollkornbrot, Vollkorntoast, Knäckebrot, Gebäck, z. B. Kekse, Salzgebäck, Zwieback, Reiswaffeln, Cracker
- Nudeln, Reis, Knödel, Kartoffeln, Püree, Polenta
- Spargelsuppe, Brokkolisuppe
- Kompotte, z. B. Apfel- und Quittenmus

Lebensmittel, die Übelkeit vermindern können

- Ingwer-, Kräuter-, Kamille-, Pfefferminz-, Rooibos- und Zitronentee, schwarzer Tee (ca. 8 bis 10 Min. gezogen); alle Teesorten regelmäßig abwechseln, Ingwertee nicht täglich trinken!
- Anis, Fenchel, Kardamom, Koriander, Kreuzkümmel, Kümmel, Vanille, Zimt – als Gewürze in warmen Getränken und Gerichten
- bittere Gemüsesorten: Rucola, Chicorée, Endivie, Radicchio, Löwenzahn, Giersch – gerne auch leicht gedünstet

Was tun bei Erbrechen?

Brustkrebspatientinnen ist während einer Chemo schon mal übel und manche müssen sich erbrechen. Offizielle Leitlinien verknüpfen die Empfehlungen zur Behandlung des Erbrechens mit jenen zur Übelkeit. Ein entscheidender Unterschied: Durch Erbrechen gehen wertvolle Nährstoffe und lebensnotwendige Flüssigkeit verloren, das Gewicht kann dadurch sinken. Besonders lang anhaltendes Erbrechen kann zur Austrocknung führen, unbehandelt ist dies gefährlich und beeinträchtigt die Verträglichkeit der Therapie.

Empfehlungen zur Vorbeugung und Behandlung von Erbrechen

- Trinken Sie möglichst viel.
- Nutzen Sie isotone Flüssigkeiten, z. B. Fruchtsaftschorlen aus 1 Teil Saft (pur, z. B. Direktsaft) und 2 Teilen natriumreichem (Na bis 1100 mg/l), CO_2-armem Mineralwasser, Bouillon oder Bier (0,0 % Alkohol).

- Energiereiche Getränke, z. B. Tee mit Zucker, Fruchtsaftschorlen, Aromawasser (Seite 31), mit Zucker/Honig gesüßt, helfen, verlorene Kalorien wieder aufzufüllen.
- Trinken Sie nicht zu viel zu den festen Mahlzeiten, das erzeugt ein unangenehmes Völlegefühl.
- Kalte Getränke können Übelkeit verhindern.
- Essen Sie nur dann, wenn Hunger, Appetit und Lust da sind.
- Vermeiden Sie zu schnelles Essen und Trinken.
- Wählen Sie kleinere Mahlzeiten, häufiger über den Tag verteilt.
- Bevorzugen Sie süße Lebensmittel, sie werden häufig besser vertragen als salzige oder fettige Varianten.
- Essen und trinken Sie nur zu den Tageszeiten, an denen Sie sich richtig wohl fühlen.
- Pürierte oder weiche Speisen werden meist gut vertragen.
- Bestücken Sie Ihre Vorratskammer optimal mit Lebensmittelvorräten, damit Sie in schlechten Phasen rasch auf leicht verdauliche Lebensmittel zugreifen können.
- Meiden Sie zu fettreiche und zu blähende Lebensmittel bzw. Speisen, sie können den Druck auf den Magen verstärken.
- Überdenken Sie bisherige Ernährungsmaßnahmen bzw. -einschränkungen.
- Halten Sie nach anhaltendem Erbrechen Trinknahrung bereit oder nutzen Sie Nahrungsergänzung in Form von Elektrolytlösungen (Seite 39).
- Zähneputzen, Mundspülungen und Lutschbonbons helfen, Nachgeschmack zu verringern, verbreiten Frische.
- Tragen Sie lockere Kleidung, damit sie nicht auf den Magenbereich drückt.

Übrigens: Bier, auch alkoholfreies Bier mit 0,0 % Alkohol, enthält, in moderat kleinen Portionen getrunken (max. 1 Glas Bier/Tag), **keine** nennenswerten Mengen östrogenbildender Substanzen. Östrogene sind im gesunden Organismus für die weiblichen Geschlechtsorgane zuständig und aktiv, im ungünstigen Fall jedoch gerade in der Brustdrüse in der Lage, Tumorzellwachstum zu fördern.

Folgende Lebensmittel sind in dieser Phase besonders geeignet, weil sie Erbrechen vermindern können bzw. helfen, Verluste durch das Erbrechen auszugleichen, und leicht verdaulich sind:

- Ingwer-, Kräuter-, Kamille- und Kümmeltee, schwarzer Tee (ca. 8 bis 10 Min. gezogen); alle Teesorten regelmäßig abwechseln, Ingwertee nicht täglich trinken!
- kohlensäurefreie oder -arme Mineralwässer mit hohem Anteil an Hydrogencarbonat (Bicarbonat), z. B. > 1000 mg Hydrogencarbonat/Liter
- Gemüsebrühe (Seite 98), ggf. sogar kräftig gesalzen
- Haferflocken (blütenzart, Instant- und Schmelzflocken), in Milch (1,5 % Fett), Pflanzenmilchalternative oder Wasser aufgekocht, mit Salz und Kräutern oder Rohrohrzucker bzw. Honig abgeschmeckt
- fein gemahlenes Vollkornbrot, Vollkorntoast, Knäckebrot, Gebäck, z. B. Kekse, Salzgebäck, Zwieback, Reiswaffeln, Cracker
- Nudeln, Reis, Knödel, Kartoffeln, Püree, Polenta
- leicht verdauliche Gemüse: Brokkoliröschen, Fenchel, Gurken, Karotten, Kürbis, Sellerie, Zucchini und Blattsalat
- Babygläschen

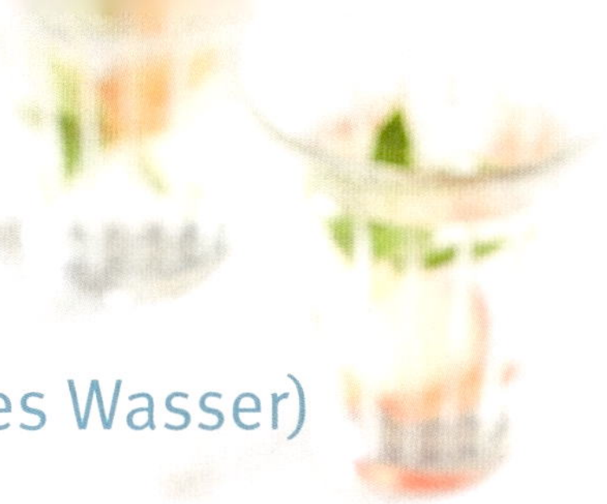

Infused Water (aromatisiertes Wasser)

» Wenn Sie Trinkwasser mit natürlichen Lebensmitteln (am besten in Bio-Qualität) anreichern, wird dies »Infused Water« genannt.

Für 1 Karaffe
5 Min. + 1 Std. Ziehzeit

1 l Wasser oder Mineralwasser • 2 Plattpfirsiche • 10 große Basilikumblätter

- Pfirsich in kleine Scheiben schneiden.
- Basilikumblätter waschen, mit dem Pfirsich in das Wasser geben.
- Alles ca. 1 Std. ziehen lassen, im Sommer nach Belieben noch Eiswürfel dazugeben.

Varianten

- Orange mit Ingwer oder Basilikum
- Erdbeere und Basilikum
- Melone und Himbeeren mit Minze und Limette
- Wassermelone und Rosmarin
- Zitronenmelisse und Minze oder Ingwer
- Zitrone und Heidelbeeren
- Limette und Gurke
- Lavendelblätter und Minze
- Heidelbeeren und Salbei
- Ingwer und Gurke und Zitrone/Limette

Tipp Je wärmer das Wasser, desto besser geben die Zutaten ihren Geschmack in das Wasser ab.

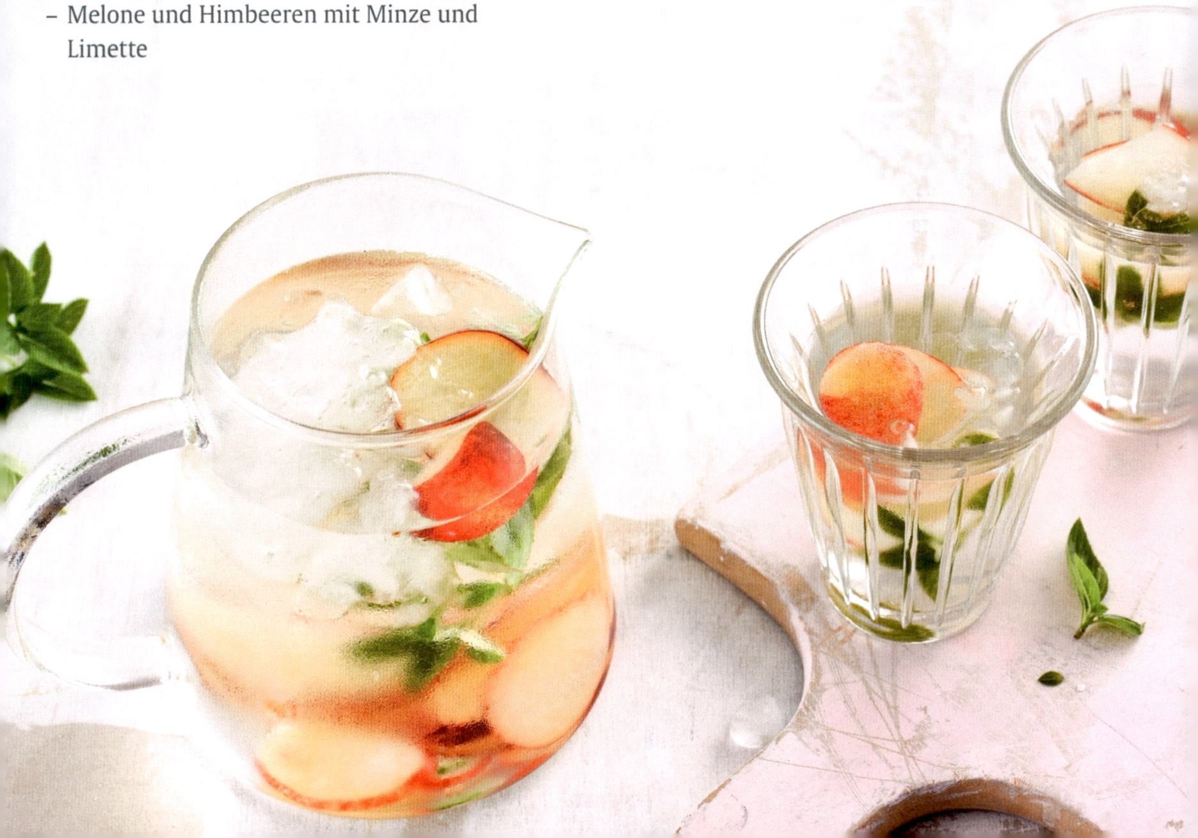

Was tun bei Sodbrennen und Schleimhautschädigungen?

Reizungen der Speiseröhren- und Magenschleimhaut (Refluxösophagitis bzw. Gastritis) als Folge der Chemo- und der Strahlentherapie kommen häufig bei Brustkrebspatientinnen vor, sie verursachen einen Reflux (Rückfluss an Magensäure = Sodbrennen), oft im Liegen und nach dem Essen. Es gibt Möglichkeiten, Sodbrennen vorzubeugen bzw. bei Reflux die Auswirkungen zu vermindern.

Lebensmittel bzw. Speisen, die Sodbrennen auslösen bzw. verstärken können:

- Alkohol
- scharfe und saure Lebensmittel bzw. Speisen
- fettreiche Lebensmittel bzw. Speisen
- zuckerreiche Getränke, z. B. Limonaden mit Zucker
- zuckerreiches Gebäck, süßer Kuchen
- minzhaltige Getränke, z. B. Pfefferminztee, minzhaltige Lutschbonbons
- Koffein (sowohl aus Kaffee als auch aus kurz gezogenem Tee)
- Zitrusfrüchte
- Trockenfrüchte
- Kakao und Schokolade mit hohem Zuckeranteil
- CO_2-reiche Getränke
- frittierte und panierte Speisen

Wie Sie Sodbrennen lindern können

- Trinken Sie morgens vor dem Aufstehen schwarzen Tee – 8–10 Min. gezogen, gemeinsam mit (Vollkorn-)Toast und etwas Quark oder Frischkäse.
- Trinken Sie über den Tag verteilt langsam, aber ausreichend.
- Nehmen Sie beim Essen und mindestens 30 Minuten danach eine aufrechte Sitzposition ein.
- Wählen Sie kleinere Mahlzeiten, häufiger über den Tag verteilt.
- Eiweißreiche Lebensmittel helfen, die Magensäure zu neutralisieren: häppchenweise/löffelweise Joghurt, Quark, Buttermilch in Schlückchen mit Schmelzflocken.
- Leinsamentee/-sirup (Seite 37) hilft, Magensäure zu binden.
- Die Abendmahlzeit nicht zu üppig wählen und ca. 2–3 Stunden vor dem Schlafengehen essen.
- Schränken Sie schleimhautreizende Lebensmittel bzw. Gerichte ein oder essen Sie sie in Kombination mit Eiweißträgern, z. B. fettarmem Naturjoghurt, Magerquark, Omelett oder Rührei.
- Vermeiden Sie Alkohol.
- Bereiten Sie die Speisen schonend zu, das verhindert Röststoffe, die die Schleimhäute reizen.
- Setzen Sie wenige und wenig scharfe Gewürze ein; Zimt und Ingwer werden gerne verwendet.

Kommt häufig vor: Appetitlosigkeit

Keine Lust mehr auf Essen, keinen Appetit auf übliche, auch leckere Speisen – das ist nicht gut, kommt aber leider bei vielen Tumorpatientinnen vor. Grundsätzlich kann der Tumor eine solche Wirkung auslösen (er unterdrückt Ihren Hunger), oft ist es aber auch eine überaus lästige Nebenwirkung der Therapie. Mitunter kann sich das »ANE-Syndrom« entwickeln (A = Anorexie = Appetitlosigkeit; N = Nausea = Übelkeit/Brechreiz; E= Emesis = Erbrechen). Dieses ist vor allem auch eine seelische Belastung für Brust-

Zimt-Ingwer-Tee gegen Sodbrennen

Für ca. 1 Portion

1 TL Zimt • ½ TL Ingwer (idealerweise frisch gerieben) • 200 ml kochendes Wasser

- Zimt mit Ingwer vermengen. Mit kochendem Wasser in einer Tasse überbrühen.
- Alles 15 Min. ziehen lassen und abseihen.
- Bei Bedarf alle 15–30 Min. 1 TL einnehmen.

Magenberuhigende Würzmischung

Für ca. 1 Portion

1 TL Salz • 1 TL Cayennepfeffer • 2–3 EL Apfelessig

- Salz mit Cayennepfeffer und Essig vermengen.
- Bei Bedarf alle 15–30 Min 1 TL einnehmen.

krebsbetroffene. Angst kann »die Kehle zuschnüren«. Aber Sie sollten wissen, dass Sie diese Nebenwirkung nicht selbst verursachen! Lassen Sie sich unterstützen, denn eine Folge davon könnte eine ungewollte Gewichtsabnahme sein, die sogar eine Mangelernährung verursacht. Diese gilt es zu verhindern! Sprechen Sie bei einem anhaltenden Appetitverlust unbedingt Ihre Ärztin/Ihren Arzt und Ernährungsfachkräfte an; frühzeitiges Gegensteuern ist möglich und hilft.

Was Sie gegen mangelnden Appetit tun können

- Wenn Sie Gewicht verloren haben, essen Sie bevorzugt Lebensmittel und Speisen mit einer sogenannten hohen Nährstoffdichte, z. B. Energie- und Kraftkugeln (Seite 144), Nüsse, Gebäck, Cracker, Milchshakes, Cremesuppen, Schokolade. Weitere Rezeptideen finden Sie im Rezeptteil (Seite 134).
- Gestalten Sie sich ein angenehmes Umfeld zum Essen und Trinken. Essen Sie in Gesellschaft, wenn Ihnen das guttut.
- Sorgen Sie für ein schönes Ambiente mit Kerzen und Blumen oder auch Musik.
- Essen Sie, wenn Sie Appetit haben, legen Sie dafür keine bestimmten Zeiten fest.
- Wenn morgens die beste Zeit zum Essen für Sie ist, nehmen Sie bevorzugt kalorienreiche Lebensmittel zum Frühstück zu sich.
- Essen Sie mehrere kleine, appetitlich angerichtete Mahlzeiten über den Tag verteilt statt nur drei großen Mahlzeiten.
- Essen Sie, worauf Sie Lust haben. Suchen Sie Ihre Speisen nicht nach gesundheitlichen Aspekten aus.
- Vielleicht regt ein Aperitif Ihren Appetit an? Hier bitte auch den Arzt/die Ärztin befragen.
- Vor dem Essen zu trinken macht satt; trennen Sie daher, wenn nötig, Essen und Trinken zeitlich.
- Besorgen Sie energiereiche und nährstoffreiche Snacks und verteilen Sie diese sichtbar in der Wohnung.

- Gemüse- und Hühnerbrühe (Seite 134) regen den Appetit an.
- Tiefgefrorenes Gemüse, Gemüsepaste (Seite 100) und vorportionierte TK-Gerichte machen Ihnen die Zubereitung leichter. Kochen Sie auch vor, das entlastet Sie an manchen Tagen.
- Vermeiden Sie starke, unangenehme Gerüche, z. B. durch häufiges Lüften. Halten Sie die Küchentür beim Kochen geschlossen, lassen Sie warme Speisen »ausdampfen«. Wenn es zu anstrengend wird, lassen Sie sich bekochen und verwöhnen.
- Das Auge isst mit: Richten Sie Ihre Speisen schön an. Verteilen Sie kleine Portionen auf große Teller (wirkt optisch kleiner).
- Schmelzflocken zusammen mit etwas Wasser oder Milch bzw. Pflanzenmilchalternative gehen immer.

Lebensmittel und Speisen, die den Appetit anregen (können)

- Ingwer-, Salbei- oder Enzianwurzeltee
- Teemischung aus: je 30 g Bitterorangenschale, Schafgarbe, Ingwerwurzel und Andornkraut
- Lebensmittel mit Bitterstoffen z. B. Chicorée, Bitter Lemon, Hopfen-, Wermut- und Löwenzahntee
- säurehaltige Lebensmittel, z. B. Orangensaft, Johannisbeersaft, Ananassaft, Gewürzgurken
- Aperitifs, Wein und Bier – **nur nach ärztlicher Erlaubnis**
- appetitanregende Kräuter und Gewürze, z. B. Anis, Beifuß, Chili, Dill, Hopfen, Ingwer, Kresse, Koriander, Kurkuma, Kümmel, Petersilie, Pfeffer, Pfefferminze, Piment, Rucola, Sauerampfer, Schnittlauch, Wacholder und Zimt
- Bitterstoffe aus der Naturheilkunde, als Tinktur, z. B. Amara-Pascoe (pflanzliches Magen-Darm-Präparat, 3 × 5 Tropfen vor den Mahlzeiten auf die Zunge geben)

Steigern Sie Ihre Lebensqualität, indem Sie die Tipps beherzigen und bald wieder – ohne Druck – beim Essen und Trinken Freude und Genuss empfinden können. Wenn Sie zusätzlich Nahrungsergänzung, z. B. sogenannte Trinknahrungen benötigen, holen Sie sich fachkundigen Rat, denn mit Trinknahrungen »Astronautenkost« lässt sich Leckeres zubereiten – lassen Sie sich inspirieren!

Mundtrockenheit muss nicht sein

Der für eine gute Verdauung so wichtige Speichel kann z. B. durch Chemo- und/oder Strahlentherapie reduziert werden, sodass die Mundschleimhaut austrocknet. Dieses Trockenheitsgefühl ist unangenehm und hat unter Umständen Kau-, Schluck- sowie Geschmacksstörungen zur Folge. Was können Sie unternehmen, um diese Nebenwirkungen zu verhindern?

Das können Sie tun, um den Speichelfluss (wieder) anzuregen

- Lebensmittel und Speisen, die krümelig und faserreich sind (z. B. harte Brotkrusten, Kekse, ganze Nüsse, Bolognese-Sauce, Ananas, Spargel, Stangensellerie, Zuckererbsenschoten), benötigen viel Speichel; meiden Sie diese also eher oder essen Sie sie zusammen mit viel Flüssigkeit.
- Viel Flüssigkeit (besonders geeignet sind isotone Getränke, Seite 29) unterstützt den Speichelfluss, manchmal hilft auch das Trinken mit einem Strohhalm.

- Essen Sie Suppen, Saucen und Dressings zu »trockenen« Speisen.
- Kamillentee und besonders Alkohol trocknen die Mundschleimhaut aus, lassen Sie diese Getränke bei entsprechenden Problemen weg.
- Lebensmittel und Speisen, die ein akustisches Signal beim Essen »aussenden«, z. B. getoastetes Brot, Knäckebrot, Knackwürstchen, aktivieren den Speichelfluss und erhöhen den Genuss. (Achtung wegen der Krümel beim Brot!)
- Fruchtsäuren in Obst und Säften (z. B. bei Johannisbeeren, Zitrusfrüchten, Tomaten) verringern die Speichelproduktion; diese Säfte sollten Sie daher besser verdünnen.
- Überbackenes mit Käse und Speisen mit Schmelzkäse sowie frisches Brot, Karamell, Gummibärchen und Bananen »kleben« manchmal im Mund und benötigen viel Speichel; essen Sie diese Speisen nicht, ohne dazu schluckweise zu trinken.
- Frischmilch »schleimt« im Mund- und Rachenraum; Sauermilchprodukte sind bei Mundtrockenheit geeigneter.
- Geschmacksneutrale Öle, z. B. Mandel-, Sonnenblumen-, Raps- oder Weizenkeimöl, durch die Zähne gezogen, kleiden die Mundschleimhaut aus. (Vielleicht kennen Sie das »Ölziehen« aus dem Bereich des Fastens: Hierbei wird eine kleine Menge Öl im Mund hin und her und durch die Zähne gezogen und nach 10–30 Sekunden wieder ausgespuckt.)
- Mundspülungen und -sprays erfrischen, lassen Sie sich dazu in der Apotheke beraten.

Diese Lebensmittel und Speisen können helfen:

- weiche Lebensmittel und Speisen (z. B. Pudding, Teigwaren, Kartoffeln, Rührei) und Speisen mit einem hohen Flüssigkeitsanteil (z. B. Suppen, Kompott, Fruchtmus, Gemüse, Obst)
- dick pürierte Speisen, Babygläschen
- Bitterstoffe in Tee (z. B. Pfefferminze, Zitronenmelisse) und in Früchten (z. B. Granatapfelkernen, Zitrusfrüchten) aktivieren den Speichelfluss, nehmen Sie diese Lebensmittel und Getränke schluck- bzw. portionsweise zu sich.
- Dickmilch, Kefir, Buttermilch, Mandel- und Haferdrink können Sie bedenkenlos genießen, sie »schleimen« nicht im Rachen
- Frozen Yoghurt
- halbgefrorenes Obst (z. B. Mangostücke), Gemüse (z. B. Gurkenstücke) und Trinknahrung (Ernährungsfachkräfte fragen!)
- gefrorener Fruchtsaft, Zitronen- und Eistee
- (aromatisierte) Eiswürfel
- zuckerfreier Kaugummi, zuckerfreie (saure) Drops, Brausestäbchen
- Zitronen-, Limettenscheiben
- Ingwerbonbons
- paradox, weil klebrig – aber gut bei Mundtrockenheit: Gummibärchen

Was tun bei plötzlichen Nahrungsmittelaversionen?

Substanzen, die in der Chemotherapie eingesetzt werden, beschädigen die Geschmacksrezeptoren im Mund, was zu Veränderungen in der Geschmacks- und Geruchswahrnehmung führen kann. Einige der Medikamente binden gezielt Mineralstoffe, z. B. Zink. Manche zinkreichen Lebensmittel, besonders Fleisch, Wurst und Fisch, können deshalb metallisch oder unangenehm salzig schmecken. Immer wieder berichten Patientinnen davon, sie hätten den Eindruck, Lebensmittel aus Plastik zu essen. Häufig kann durch Chemo- und Strahlentherapie ein Vitamin-B_{12}-, Kupfer- und Zink- sowie Wassermangel im Körper dazukommen. Das verstärkt neben den Geschmacksirritationen auf der Zunge auch die Geruchsempfindung. Viele Betroffene finden manche Gerüche dann regelrecht abstoßend.

Was Sie gegen Geschmacks- und Geruchsveränderungen tun können

- Setzen Sie mehr Gewürze (Curry, Ingwer, Zimt) und Kräuter (Basilikum, Dill, Estragon, Kerbel, Petersilie) ein, das erhöht die Schmackhaftigkeit von Lebensmitteln und Speisen.
- Verwenden Sie nach eigenem Empfinden zusätzlich mehr Salz und ggf. auch Rohrohrzucker in angemessenen Mengen.
- Essen Sie mehrere kleine Mahlzeiten über den Tag verteilt statt nur drei große Mahlzeiten.
- Süßes sollten Sie besser vor einer Mahlzeit genießen.
- Würzen Sie Getränke und Speisen ggf. zusätzlich mit künstlichen Aromen.
- Fügen Sie süße bzw. süßlich abgeschmeckte Lebensmittel, Saucen und Marinaden herzhaften Gerichten hinzu (z. B. Preiselbeeren, Apfelkompott, geschmorte Bananen, gedünstete Birnen, Chutneys).
- Gekochte Speisen werden oft besser vertragen als Rohkost.
- Kalte Speisen, z. B. Cremes, Pudding, süße Milchspeisen, Dessertjoghurts u. Ä. werden als weniger geruchsintensiv wahrgenommen.
- Bevorzugen Sie geruchs- und geschmacksärmere Lebensmittel und Speisen (Seite 29).
- Die Zubereitung der Speisen in nicht metallischen Pfannen und Töpfen hilft, auch Essgeschirr aus Glas und ggf. Essbesteck aus Kunststoff/Silikon sind geeignet.
- Trinken Sie zwischen den festen Bissen kleine Schlucke, dies spült den »fremden Geschmack« etwas weg.
- Putzen Sie vor dem Essen die Zähne.
- Nutzen Sie vor, während oder nach dem Essen milde bzw. mild-bittere Spülungen wie Natron (selbst hergestellt: 1–2 TL Natron + 250 ml Wasser), Salzspülung (selbst hergestellt: 1 TL Salz + 1–2 TL Natron + 250 ml Wasser) oder eine antibakterielle Mundspülung.
- Zink als Nahrungsergänzung kann helfen, die Geschmackwahrnehmung zu verbessern.
- Gezieltes Geruchs- und Geschmackstraining hilft, die Beeinträchtigungen zu reduzieren – fragen Sie bei Ernährungsfachkräften nach!
- Das Auge isst mit: Richten Sie Ihre Speisen schön an. Optisch ansprechendes Essen und Trinken verstärkt die Freude und die Lust am Essen.
- Lebensmittel und Speisen, die beim Kauen und Beißen abwechslungsreich sind, z. B. weiche Cremespeisen (Seite 146), Eis, getoastetes Brot, Knäckebrot, Knackwürstchen, Frischkornmüsli (Seite 90) und Shakes (Seite 88), erhöhen den Genuss beim Essen.
- Decken Sie beim Kochen und Braten die Speisen zu bzw. ab, das vermindert Gerüche; lüften Sie alle Räume ausreichend und oft.
- Kerzen (z. B. mit Zitronenaroma) »schlucken« Gerüche im Raum, genießen Sie das Essen doch mal bei Kerzenschein!
- Reiben Sie Ihre Hände mit Zitronenöl oder Zitronensaft (oder einem anderen angenehmen Duft, z. B. Lavendel, Kamille oder Minze) ein, dann riecht es schön frisch, wenn Sie die Hände beim Essen zum Mund führen.

Geeignete Lebensmittel und Speisen bei Geschmacksirritationen

- süße/gesüßte Getränke, ggf. mit Strohhalm getrunken
- Zitronen-/Limettensaft, Tonic Water, Bitter Lemon
- saure Drops, z. B. mit Zitronengeschmack
- Minze, minzhaltige Bonbons, Kaugummi mit Minze
- gekaute Granatapfelkerne
- aromatisierte Eiswürfel, z. B. mit Minz-, Ananas- oder Zitrus-/Limettengeschmack
- Naturjoghurt, Buttermilch, Crème fraîche, saure Sahne, Mascarpone – und pflanzliche Alternativen
- Rührei, Omelette, Tofu
- Nudeln, Reis, Knödel, Kartoffeln, Püree, Polenta
- süße Marinaden, Chutneys, süß-säuerliche Salatdressings
- Babygläschen
- Leinsamentee, Leinsamensirup

Mehr Geschmack durch Leinsamensirup

Für ca. 1 Portion

2–3 EL Leinsamen, ganz oder geschrotet • 200 ml Wasser • 3 EL Honig • 3 EL Zitronensaft

- Leinsamen mit Wasser aufkochen, ca. 20–30 Min. ziehen lassen, bis der Leinsamen eindickt.

- Abgießen, Sirup dabei auffangen und mit dem Honig und Zitronensaft vermengen.

- Bei Bedarf 1 EL des warmen Sirups einnehmen, ca. 10–20 Sek. im Mund belassen.

Tipp Gequollener Leinsamen kann auch für Müsli o. Ä. verwendet werden.

Wenn Sie unter Durchfall leiden

Zu dünnflüssige und zu häufige (mehr als drei) Stuhlentleerungen pro Tag sind lästig und unangenehm und nicht selten mit Krämpfen und Schmerzen verknüpft. Sie schwächen den Körper. Das größte Problem ist der Flüssigkeits- und Mineralstoffverlust, der Ihren Kreislauf und die Elektrolyte aus dem Gleichgewicht bringt – und das gilt es zu verhindern bzw. zu verbessern. Aber bitte nicht mehr mit Cola und Salzstangen – davon rate ich ab! Das Salz auf den Stangen hilft zwar etwas, ist aber angesichts der gesamten Mineralstoffe (Kalium, Magnesium etc.), die hier verloren gehen, zu wenig. Und der hohe Zuckeranteil in Cola bindet Wasser im Darm (Box Seite 38) und verhindert, dass es ins Blut (zurück-)gelangt – dadurch wird der Durchfall eher verstärkt.

Lebensmittel und Speisen, die Durchfall verursachen können

- zuckerfreie Bonbons, Kaugummis mit Sorbit, Lactit, Fructose, Erythrit u. Ä.
- fruchtzucker- und sorbitreiche Obstsorten, z. B. Äpfel, Birnen, Pflaumen, Stachelbeeren, Weintrauben, Trockenobst
- Brottrunk
- Kaffee, kurz gezogener schwarzer/grüner Tee
- laktosehaltige Milch und Milchprodukte

- fettreiche, panierte, frittierte und gegrillte Speisen
- Säfte aus Grapefruit, Orangen, Tomaten und Sauerkraut; Kartoffelsaft
- zellulosereiche und blähungsfördernde Gemüse, z. B. Knoblauch, Lauch, Spinat, Zwiebeln, Wirsing, Hülsenfrüchte, manche Kohlarten, oft als Rohkost gegessen
- Rohmilch, Rohwurst, Räucherware, viele Weichkäsesorten, Tatar
- unreifes Obst

Was tun bei Flüssigkeits- und Mineralstoffverlusten durch Durchfall?

- Trinken Sie viel Tee (schwarzen, grünen, Kamillen-, Fenchel- oder auch Kümmeltee) und kohlensäurefreie oder -arme Mineralwässer mit hohem Mineralstoffgehalt möglichst über den Tag verteilt; schwarzen Tee ca. 15 Min. ziehen lassen, ggf. mit Traubenzucker süßen.

Zucker und Salz – good or bad?

Zucker und Salz binden Wasser. Sie dicken damit den Stuhl ein. In angemessenen Mengen, bei akutem Durchfall auch in etwas größeren Portionen haben Rohrohrzucker, noch besser Traubenzucker, und Salz also eine durchaus positive Wirkung. Verbannen Sie sie deswegen nicht aus dem Haushalt. Vermeiden Sie stattdessen Süßstoffe, Sorbit, Erythrit, Mannit, Xylit und Konsorten – sie können Durchfall verursachen und das Darmbakterienmilieu verschlechtern – und damit Ihr Immunsystem schwächen.

- Gemüsebrühe, ggf. sogar gut gesalzen, eignet sich ebenfalls zum Elektrolytausgleich.
- Rohapfeldiät (nach ihren Erfindern Moro und Heisler): pro Portion ca. 250 g ungeschälter Apfel, mit Zitronensaft beträufelt und frisch fein gerieben, in ca. 5 Mahlzeiten über den Tag verteilt.
- Karottensuppe (auch nach Moro-Heisler): ca. 1 kg Möhren (in kleinen Scheiben) in ca. 1–1,5 l Wasser mit 3 g Kochsalz gekocht, ordentlich püriert, auf sechs Portionen verteilt an einem Tag verzehrt.
- Teefasten: Kochen Sie 2–3 l gerbstoffreichen grünen oder schwarzen Tee, lassen Sie ihn ca. 20 Min. ziehen und trinken Sie ihn über den Tag verteilt in kleinen Portionen.
- Hafer- oder Reisschleim: Kochen Sie für eine Portion ca. 10–15 g Haferschmelz- bzw. Reisflocken in 200 ml Wasser mit 1 Prise Salz auf. Mit Zucker oder Salz abschmecken, löffelweise heiß verzehren.
- Nutzen Sie industriell hergestellte Rohapfelpräparate, z. B. Aplona® (5–8 Portionsbeutelchen, mit Flüssigkeit zur Suspension angerührt, können als Tagesdosis in einer akuten Durchfallsituation unterstützen).
- Bereits fertige Schleimzubereitungen von verschiedenen Firmen zum Anrühren bieten rasche Erleichterung, ebenso wie sogenannte »Heilnahrungen« als Breimahlzeiten – fragen Sie Ernährungsfachkräfte und Apotheker*innen.
- Loperamid hemmt die Darmbewegung, Perenterol® liefert Darmbakterien, die ausgleichend wirken (Wichtig: Wenn Sie einen zentralen Venenkatheter haben, dürfen Sie kein Perenterol® einnehmen), Trinkmoor® lindert Beschwerden, kleidet die Darmschleimhaut wieder aus und Kaffeekohle bindet schädliche Stoffe, die die Darmwand irritieren – Apotheker*innen helfen hier weiter.

Geeignete Kost nach akutem Durchfall

- Rehydrierungslösungen (siehe unten) in ganz akuten Fällen und wenn Sie keine Nahrung zu sich nehmen
- Haferschmelz-, Gersten- bzw. Reisflocken
- pektinreiche Lebensmittel wie Äpfel oder Karotten (Pektine wirken als Quellmittel wie eine Art Gel und dicken den flüssigen Stuhl ein), z. B. pürierte Karottensuppe oder mit Schale geriebener Apfel
- Heidelbeeren, getrocknet und gut gekaut, als Kompott, Brei oder Teeaufguss
- zerdrückte Bananen
- Kartoffeln als Püree (mit Wasser angerührt, gerne auch kräftig gesalzen)
- Breie und Cremesuppen (aus Möhren, Pastinaken, Topinambur, Fenchel, Sellerie, jungem Kohlrabi, Zucchini) mit Hafer-, Gersten- oder Reisflocken, abgeschmeckt mit Salz, Brühe (Seite 98) und Kräutern; Leinsamenschrot bzw. -sirup (Seite 37) passen auch dazu.
- Naturjoghurt, ggf. laktosefrei
- Schokolade mit hohem Kakaoanteil
- Wasserkakao: Kakaopulver stark entölt, mit kochendem Wasser und Zucker gebrüht

Rehydrierungslösungen – die schnelle Hilfe

Bei jeder Diarrhö gilt es viel zu trinken, weil der Körper viele wertvolle Stoffe verliert. Rehydrierungslösungen helfen, die verlorengegangene Flüssigkeit und Mineralstoffe wieder aufzufüllen. In der Apotheke bekommen Sie z. B. Elotrans®, Normolytoral®, Oralpädon®.

Die WHO empfiehlt eine selbst gemachte »WHO-Lösung« für den Notfall. Mischen Sie

- ca. 4 TL Traubenzucker
- ¾ TL (Koch-)Salz
- 1 TL Backpulver
- 1 Tasse Orangensaft oder ersatzweise 2 Bananen und
- 1 l Mineralwasser.

Optimal ist eine Portion von 40 ml pro kg Körpergewicht innerhalb von 24 Stunden.

Bei lang anhaltenden Durchfällen bzw. hohem Flüssigkeitsverlust muss es eine isotonische Elektrolytlösung (»Ringer-Lösung«) sein, fragen Sie hierzu unbedingt in der Apotheke nach!

Zur Stärkung der Darmflora: Prä- und Probiotika

Heute werden bei Darmbeschwerden gerne sogenannte lösliche Ballaststoffe (Präbiotika) eingesetzt. Flohsamenschalenpulver, Guar, Johannisbrotkernmehl und Pektine quellen besonders gut und helfen (mit einem Messlöffel eingerührt in ein Getränk oder eine Speise) bereits beim Eindicken des Stuhlgangs. Sie können in Tee, Shakes, Suppen, Saucen, Breien und Porridge verzehrt werden.

Sogenannte Probiotika sind während und besonders nach einer Durchfallepisode sehr empfehlenswert. Probiotika werden beschrieben als lebende Bakterien/Mikroorganismen, die dem Körper, besonders dem Darm, einen gesundheitlichen Nutzen bringen, wenn sie in ausreichender Menge aufgenommen werden. Sie stärken die Darmbarriere und damit die Immunabwehr und sie wehren Krankheitskeime ab. Manche Experten diskutieren, dass diese Bakterien auch Effekte entwickeln, die sich gegen Tumorzellen richten. Sie finden Probiotika in gesäuerten bzw. fermentierten Lebensmitteln, z. B. in Naturjoghurt, Buttermilch, Kefir, Dickmilch,

Käse (lange gereift), Apfelessig, Brottrunk, Kombucha, Kimchi, fermentiertem Gemüse, Sauerkraut, -saft und Sauerteig.

Probiotika können Sie in Form von Nahrungsergänzungsmitteln und Arzneimitteln auch in konzentrierten großen Mengen zu sich nehmen (Ausnahme: Perenterol® darf bei zentralem Venenkatheter nicht eingenommen werden), diese können anfänglich aber eher Durchfall auslösen, fragen Sie hier bitte in Ihrer Apotheke nach!

Was tun bei Verstopfung?

Häufig klagen Brustkrebspatientinnen nach einer Chemotherapie über Verstopfung (Obstipation). Ursachen kann es viele geben: die Opiatwirkungen von (Schmerz-)Medikamenten, zu wenig Trinkflüssigkeit und/oder wenig Bewegung und damit zu wenig Kreislaufzirkulation, damit der Dickdarm noch ausreichend versorgt wird. Das bedeutet, es kommt unbedingt auch auf Ihre Trinkmenge an. Die Empfehlung, täglich viel zu trinken, ist ja nichts Neues – konkret stellt sich die Frage: Was und wie viel sollten Sie trinken?

Wie Sie Verstopfung vermeiden können

- Trinken Sie viel Flüssigkeit über den Tag verteilt. Viel heißt: 30–40 ml Flüssigkeit pro kg Idealgewicht pro Tag; bei 70 kg Körpergewicht = 2,1–2,8 l Gesamtflüssigkeit; davon ca. 800 ml Flüssigkeit aus Gemüse und Obst (5 Portionen pro Tag) und der Rest in Getränken.
- Auf nüchternen Magen bzw. vor jedem Essen bereits ein Glas warmes Wasser oder warmen Tee zu trinken, unterstützt die Verdauung.
- Naturjoghurt, Buttermilch, Kefir u. Ä. enthalten Milchsäurebakterien (Probiotika), die die Darmschleimhaut besiedeln und damit (mittelfristig) die Darmtätigkeit aktivieren.
- Ballaststoffreiche Lebensmittel (Seite 64), sowohl diejenigen mit löslichen als auch unlöslichen Ballaststoffen, bewegen den Darm. Essen Sie daher möglichst viele Vollkornprodukte, Gemüse, Hülsenfrüchte, Trockenfrüchte, besonders Trockenpflaumen, sowie Nüsse und Samen.
- Gutes Kauen bringt mehr Bewegung in den Darm.
- Ballaststoffzusätze, z. B. Flohsamenschalen(-pulver), Getreidekleie oder auch medizinische Ballaststoffkonzentrate (z. B. Optifibre®, FibreMaXX®, Mucofalk®) oder Nahrungsergänzungsmittel aus der Apotheke (z. B. Magnesium) helfen dann, wenn die Menge der ballaststoffreichen Lebensmittel nicht weiter erhöht werden kann – befragen Sie auch hier Ernährungsfachkräfte und Apotheker*innen! Besonders beim Einsatz von hohen Dosierungen von Schmerzmitteln ist Rücksprache mit Fachkräften notwendig, um nicht noch mehr Verstopfung zu verursachen.
- Oft lohnt sich der Einsatz von Probiotika.
- Süßungsmittel in großen Mengen und als isolierte Substanzen (Pulver/Streu) wie z. B. Lactose (oder auch Lactulose), Fructose, Sorbit und Erythrit wären quasi als »Abführmittel« eventuell eine kurzfristige Lösung. Unschöne Nebenwirkungen (Schmerzen, Krämpfe, Blähbauch und Blähungen) mit inbegriffen … Besser sind hier Abführmittel, die in Apotheken empfohlen werden.

Lebensmittel und Speisen, die Verstopfung verhindern können, sind:

- kohlensäurereiche Mineralwässer mit hohem Mineralstoffgehalt; kurz gezogener schwarzer Tee
- Gemüsebrühen
- Säfte aus Obst und Gemüse; aromatisiertes Wasser in großen Mengen
- Vollkornprodukte, Getreideflocken, Müsli
- fruchtzucker- und sorbitreiche Obstsorten, z. B. Äpfel, Birnen, Pflaumen, Stachelbeeren, Weintrauben, Trockenobst, besonders Trockenpflaumen
- Probiotika, z. B. Brottrunk
- zellulosereiche Gemüse, z. B. Knoblauch, Lauch, Spinat, Zwiebeln, Wirsing, Hülsenfrüchte (Seite 68), manche Kohlarten, auch als Rohkost gegessen
- Nüsse, Samen, Kerne (Seite 74)

Mit diesen Lebensmitteln können Sie eine Verstopfung beheben helfen:

- auf nüchternen Magen 1 Glas kaltes Wasser mit 1–2 TL Obstessig (Achtung bei Übelkeit und Appetitlosigkeit)
- Kaffee, kurz gezogener schwarzer/grüner Tee
- Säfte aus Orangen, Tomaten und Sauerkraut; Kartoffelsaft
- (lactosehaltige) Milch
- zuckerfreie Bonbons, Kaugummis mit Sorbit, Lactit, Fructose, Erythrit u. Ä.
- Leinsamensirup (Seite 37)

Wie Sie Müdigkeit (Fatigue) vermeiden können

Eine ganz unschöne Nebenwirkung der Therapie, die viele Betroffene schildern, ist eine Erschöpfung bis hin zu einer bleiernen Müdigkeit, die sich breit macht. Vielleicht kennen Sie das: Sie haben keine Muße mehr, einzukaufen, geschweige denn zu kochen, und schon gar keine Lust zu kauen. Vielleicht helfen Ihnen hier die Rezeptideen aus der Rubrik »Gutes an schlechten Tagen« (Seite 134). Die Speisen sind einfach zuzubereiten und enthalten die notwendigen Nährstoffe (besonders Eiweiße und Kohlenhydrate für diesen Tag), ebenso wie entzündungshemmende Fettsäuren und wichtige Vitamine und Mineralstoffe, die das Immunsystem stärken. Entzündungsfördernde Lebensmittel scheinen nach derzeitigem Erkenntnisstand mitverantwortlich für ein Fatigue-Syndrom zu sein.

Ernährungsformen, die nach aktuellem Stand der Wissenschaft Fatigue begünstigen, sind

- ultraprozessierte (hochverarbeitete) Lebensmittel (Seite 58)
- ballaststoffarme Lebensmittel (Seite 64)
- Western Diet (Seite 59)

Viele Eiweiße, die helfen, die Muskelmasse zu erhalten, und eine Ernährung mit vielen pflanzlichen Lebensmitteln (Seite 81), die vor allem auch gegen Entzündungen im Körper wirken, scheinen die Symptome der Fatigue zu vermindern.

So können Sie bei Fatigue gegensteuern

- Vereinfachen Sie das tägliche Kochen durch »Meal prep«: Kochen Sie Mahlzeiten vor oder lassen Sie sich diese vorkochen. Legen Sie Lebensmittel- und Speisenvorräte an.
- Nehmen Sie mehrere kleine, energie- und eiweißreiche Mahlzeiten statt drei große über den Tag verteilt zu sich.
- Essen Sie, worauf Sie Appetit haben. Suchen Sie Ihre Speisen nicht nach gesundheitlichen Aspekten aus.

- Organisieren bzw. gestalten Sie sich ein angenehmes Umfeld zum Essen und Trinken. Essen Sie in Gesellschaft, wenn Ihnen das guttut.
- Sorgen Sie für ein schönes Ambiente, z. B. mit Kerzen, Blumen und Musik.
- Essen Sie, wenn Sie Appetit haben, nicht nach festgelegten Zeiten.

Es gibt derzeit nur wenige wissenschaftliche Erkenntnisse über Lebensmittel, die helfen, das Fatigue-Syndrom zu reduzieren. Bekannt ist aber, dass eine Mangelernährung und eine damit verknüpfte Gewichtsabnahme die Mattigkeit noch verstärken.

Was tun bei einer ungewollten Gewichtsabnahme?

Wenig Appetit, häufige Übelkeit bis hin zu Erbrechen und Fatigue sind mögliche Ursachen für eine Gewichtsabnahme. Zu niedriges Gewicht (BMI $<18{,}5\ kg/m^2$) verschlechtert die Prognose. Therapien können weniger gut vertragen werden, das Immunsystem reagiert schlechter, Ihre Lebensqualität leidet und Ihre Erholung dauert vermutlich länger.

Wie Sie Ihr Gewicht steigern können

- Essen Sie Lebensmittel und Speisen mit einer sogenannten hohen Nährstoffdichte, z. B. Energie- und Kraftkugeln (Seite 43), Nüsse, Gebäck, Cracker, Milchshakes, Cremesuppe, Schokolade (so sie vertragen wird).
- Wenn Sie morgens Appetit haben, essen Sie gerne ein kalorienreiches Frühstück.
- Nehmen Sie alle 2–3 Stunden eine kleine Mahlzeit zu sich.
- Essen Sie vor jeder Mahlzeit 1 TL Traubenzucker oder ein Plättchen Dextro Energy, um Ihrem Stoffwechsel einen kleinen Kick zu geben. Nachfolgend aufgenommene Energie wird dadurch noch effektiver verwertet.
- Essen Sie, worauf Sie gerade Appetit haben. Gesundheitliche Aspekte können jetzt erst einmal hintenan stehen.
- Energiereiche und nährstoffreiche Snacks (Seite 144) optisch ansprechend anrichten und mehrmals am Tag essen.
- Gemüse- und Hühnerbrühe (Seite 134) regen den Appetit an, nutzen Sie diese Speisen gerne und häufig.
- Reichern Sie Ihre Speisen mit hochwertigen Ölen, z. B. Raps- und Olivenöl, an und nutzen Sie zusätzlich zu den Mahlzeiten Mandelmus und Avocado o. Ä.
- Energiereiche Getränke, z. B. Tee mit Zucker, Fruchtsaftschorlen, Aromawasser (Seite 31) mit Zucker/Honig gesüßt, helfen, verlorene Kalorien wieder aufzufüllen.
- Bereiten Sie sich zwischendurch immer mal wieder Schmelzflocken zusammen mit etwas Wasser oder Milch bzw. Pflanzenmilchalternative zu.
- Greifen Sie bei großem Gewichtsverlust eventuell auf Trinknahrung zurück – es gibt viele Ideen, wie Sie damit wunderbare Speisen zubereiten können.

Ganz besonders die Muskelmasse muss erhalten bleiben, damit die Therapien eine optimale Wirkung haben können. Besonders eiweißreiche Lebensmittel (Milchprodukte, Eier, Hülsenfrüchte) und Speisen (Gnocchi, S. 124, Proteinbooster-Brot, S. 92, Tassenkuchen, S. 144) unterstützen den Erhalt dieser wertvollen Körpermasse.

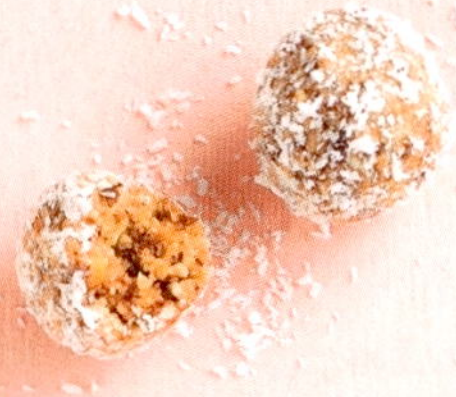

Energy Balls

Für 20 Kugeln

- 125 g Cashewkerne
- 125 g Mandeln
- 125 g Softdatteln
- 1 EL Kokosöl
- Zimt
- Vanilleschote, gemahlen
- Schale einer ½ Bio-Orange, gerieben
- 4 EL Sesam oder Kokosraspel zum Wenden

- Cashewkerne und Mandeln in einer beschichteten Pfanne ohne Fett vorsichtig anrösten. Abkühlen lassen.

- Datteln, Cashewkerne und Mandeln fein hacken oder in einem Mixer zerkleinern, aber nicht zu Mus werden lassen.

- Kokosöl dazugeben und mit den Gewürzen und der Orangenschale abschmecken.

- Mit einem Teelöffel kleine Teigmengen von der Mischung abstechen, die Hände anfeuchten und daraus Bällchen formen.

- In Sesamsamen oder Kokosnussraspeln wälzen.

Varianten

- **Trockenfrüchte:** Datteln, Aprikosen, Pflaumen, Rosinen, Cranberrys, Kirschen (die Trockenfrüchte sollten ungezuckert und ohne Öl sein)
- **Nüsse/Kerne:** Mandeln, Walnüsse, Cashewkerne, Paranüsse, Leinsamen
- **Geschmacksgeber:** Kakao, Zimt, Kokosflocken, getrockneter Apfel oder Möhren

Lieblingsrezept von Andrea Stallmann (Seite 157)

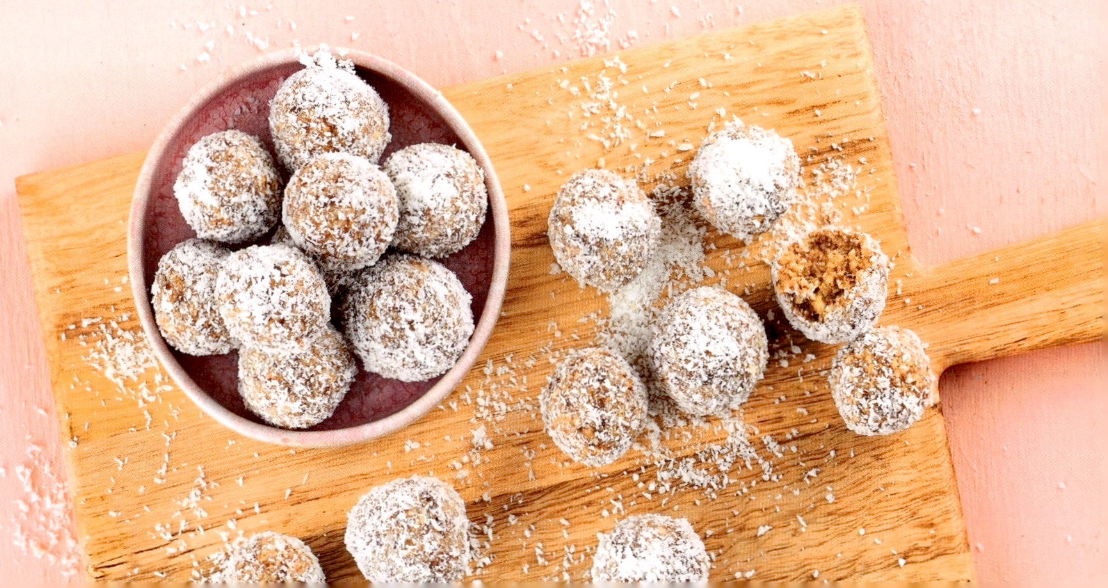

Mythen in der Ernährung bei Brustkrebs

Da müsste es doch ein Lebensmittel, eine Kost geben, die mir nicht nur durch die Therapie hilft, sondern auch einen Rückfall und Metastasen verhindert. Mit diesem Gedanken sind Sie nicht allein!

Es sind überaus menschliche Gedanken, mit denen Sie als Brustkrebsbetroffene in der Zeit nach der erschreckenden Diagnose nach weiteren Hilfen suchen. Ernährungsempfehlungen und -beratung sind für Brustkrebspatientinnen sehr wichtig – fast zwei Drittel aller Betroffenen fragen danach.

Ergänzend zur kräftezehrenden (schulmedizinischen) Therapie wollen Sie selbst etwas zur Heilung beitragen, und das durch Essen und Trinken. Wunderbar – Sie sind damit nicht allein: 80 Prozent der Brustkrebs-Befragten interessiert dieses Thema. Hoch im Kurs sind seit Jahren die Überlegungen, z. B. Nahrungsergänzungsmittel einzusetzen, beim Tee besonders den grünen Tee zu wählen oder sich gar speziellen Krebsdiäten zu unterziehen. Haben Sie das auch schon überlegt – oder schon in die Tat umgesetzt? Und sich gefragt: Helfen diese Maßnahmen tatsächlich? Oder sich dabei ertappt, danach zu googeln – ob z. B. Kuhmilch, Zucker und Alkohol während der (Chemo-, Strahlen- oder Hormon-)Therapie Ihre Prognose verschlechtern? Hier kommen ein paar wertvolle Hinweise, ob Sie einem Mythos hinterherrennen – oder bei der Wahrheit angekommen sind.

Mythen als überlieferte Erzählungen, von Experten ebenso wie von Laien formuliert, gibt es seit Jahrhunderten. Manche halten sich hartnäckig – und werden dadurch nicht besser, sprich, richtig in ihrer Aussage. Dies ist besonders bei Nahrungsergänzungsmitteln spür- und mittlerweile auch nachweisbar – und das müssen Sie als Brustkrebsbetroffene wissen.

Mythos 1: Ohne Nahrungsergänzungsmittel kein Erfolg

Nahrungsergänzungsmittel senken das Sterberisiko und heilen den Krebs, so lautet manche Info im Internet, oft von Influencer*innen gepostet. Mich erschreckt diese Aussage, denn dazu gibt es bislang keine seriösen wissenschaftlichen Nachweise. Eine alte Untersuchung in den USA soll gezeigt haben, dass Frauen, die im Alter von 50 bis 79 Jahren nach der Menopause, bei invasiv gewachsenem Tumor, ein x-beliebiges Multivitaminpräparat mit Mineralstoffzusatz genutzt haben, weniger schnell gestorben sind als Patientinnen, die kein Vitaminpräparat einnahmen. Bestätigt wurde dieses Ergebnis bis heute nicht.

Nahrungsergänzungsmittel sollen die Wirkungen der Chemo-, Strahlen- und/oder Hormontherapie unterstützen und viele (unerwünschte) unangenehme Nebenwirkungen vermeiden helfen, dies ist bei den meisten Brustkrebspatientinnen – vielleicht auch bei Ihnen – die Hoffnung. Aber: Viele wissenschaftliche Erkenntnisse deuten mittlerweile darauf hin, dass sogenannte antioxidative Mikronährstoffe, z. B. Vitamine der Kategorien A, C und E sowie manche hochkonzentrierten Pflanzenextrakte (z. B. aus Grüntee oder Rotklee) die Wirksamkeit der Krebstherapie beeinflussen – nicht immer positiv.

Das heißt: **Nahrungsergänzungsmittel können in ihrer Konzentration und Dosierung die aggressive Wirkung der Tumorzellen verringern (helfen) – aber auch die positive Wirkung der gesamten Tumortherapie!**

Es gibt Hinweise, dass manche Präparate (unspezifisch und unreflektiert eingenommen) die Metastasenbildung fördern. Die Wirksamkeit von eingenommenen (wichtigen) Tumormedikamenten kann bei einer gleichzeitigen Einnahme von Nahrungsergänzungsmitteln beeinträchtigt werden. Besonders ungut wird es dann, wenn die Inhaltsstoffe der Nahrungsergänzungsmittel Wechselwirkungen auslösen, die die Tumorzellen sogar noch unterstützen. Das darf so nicht sein.

Meine Empfehlung:

Lassen Sie unbedingt vor der geplanten Einnahme von Nahrungsergänzungsmitteln und besonders vor dem Start einer Antihormontherapie einen potenziellen Mangel an Vitaminen und Mineralstoffen erst seriös messen. Qualifizierte Ernährungsfachkräfte stellen anschließend fest, ob eine Nahrungsergänzung durch Extrakte, Kapseln oder Tropfen überhaupt notwendig ist und wenn ja, in welcher möglichen Dosierung. Oder sie klären mit Ihnen, ob die Lebensmittel- und Speisenauswahl auf natürliche Art ausreichend sein kann – und damit sicher keine Wechsel- bzw. Nebenwirkungen und gar eine Verschlechterung der Prognose riskiert werden.

Mythos 2: Milch verschlechtert die Prognose

Viele meiner Patientinnen sind in Sorge und meinen: Kuhmilch ist schlecht. Worum geht es genau? »Bovine Meat and Milk Factors (BMMF)« sind bestimmte Bestandteile in der DNA der Kuh – im Fleisch und in der Milch. Diese scheinen chronische Entzündungen im Körper zu verursachen, die ihrerseits das Risiko für Brustkrebs erhöhen können. Es gibt bislang keine Studien, die diese Ergebnisse für die Zeit nach der Brustkrebs-Diagnose und ihren Therapien bestätigt haben. Zudem betont das Bundesinstitut für Risikobewertung (BfR), es sei dazu viel mehr Forschung notwendig. Warnungen vor dem Konsum von Milch und ihren Produkten haben also bislang keine seriöse Grundlage.

Meine Empfehlung:

Wählen Sie fettarme und vor allem gesäuerte, fermentierte Milchprodukte und Käse für Ihren Speiseplan. Sie stehen nicht nur hoch im Kurs, sondern sind nachweislich gesundheitsförderlich (Seite 70).

Mythos 3: Zucker fördert Rezidive und Metastasen

Zucker (aus der Zuckerrübe oder dem Zuckerrohr) als Süßungsmittel ist seit Jahrhunderten bekannt – ebenso wie seine Wirkung. Kein Mensch stirbt schneller durch den Konsum von Zucker per se – wir erkranken aber im Lauf der Zeit durch einen (zu) hohen Zuckerkonsum, gepaart mit einer hohen Menge an fettreichen und ballaststoffarmen Speisen. Zucker als Lebensmittel zu essen verursacht keine Krankheit! Der Genuss von Haushaltszucker verschlechtert keine Prognose! Die Ansicht, dass Krebszellen »Zucker lieben«, ist medizinisch nicht ganz korrekt. Krebszellen ernähren sich u. a. von Glucose (Traubenzucker) und dieses Kohlenhydrat ist in allen pflanzlichen Lebensmitteln enthalten – es wird vom Körper bei Bedarf sogar selbst hergestellt. Es geht also nicht um den Haushaltszucker alleine, es geht um die täglich gegessene und getrunkene Menge an glucose- bzw. zucker- aber auch fruchtzuckerreichen Lebensmitteln, wie z. B. gezuckerte Joghurts oder zu große Portionen an Obstsmoothies.

Probleme verursacht Zucker, wenn er z. B. in Form von Gummibärchen oder Säften konsumiert wird, ab einer bestimmten hohen Verzehrmenge. Derzeit wird diese mit mehr als 25–30 g Zucker pro Tag und Person angegeben (das sind ca. 2–3 EL). Viele Lebensmittel, denen Zucker zugesetzt wird, z. B. Limonaden, Kuchen, Schokolade und Süßigkeiten, werden gerne mal in großen Portionen gegessen bzw. getrunken. Sie enthalten häufig noch weitere Nahrungsinhaltsstoffe, die ihrerseits negativ auf Stoffwechsel und Zellfunktionen wirken, z. B. gesättigte oder Transfettsäuren, künstliche Aromen, Farbstoffe und vieles mehr.

Der Zucker, der in den Krebsdiskussionen gemeint ist, ist nicht derjenige, der durch ein Stückchen Schokolade oder zwei Gummibärchen manchmal die Lebensqualität und den Genuss deutlicher steigert als vermindert. Gemeint ist der Stoff, der z. B. vielen Produkten zugesetzt und in zu großen Portionen gegessen wird – was natürlich zur Folge hat, dass gesunde Lebensmittel wie in der mediterranen Ernährung (Seite 81), z. B. Gemüse, Hülsenfrüchte, Vollkornprodukte und Nüsse, entsprechend weniger gegessen werden. Und wenn die gesundheitsförderlichen Substanzen dieser Nahrungsmittel fehlen, werden wir auf Dauer krank.

Natürlicher Zucker in Maßen ist nicht gefährlich

Natürliche, in den Lebensmitteln vorkommende »Zucker« wie z. B. Frucht- oder Milchzucker (in Obst oder Milch) verursachen, in Maßen gegessen, keine Tumorerkrankungen. Sie liefern den Süßanteil im Lebensmittel mit, zusammen mit weiteren gesunden Nährstoffen, z. B. Eiweißen, Vitaminen, Mineralstoffen sowie Geruchs-, Aroma- und Farbstoffen. Sie werden im Körper wie ihr chemischer Vertreter »Haushaltszucker« zur schnellen Energiegewinnung genutzt, ebenso wie Honig. Der als überaus wertvoll geschätzte Nektar der Blüten ist tatsächlich ein tolles Naturprodukt – wenn er denn als Naturprodukt auch gekauft und geges-

Wie sich die Süßungsmittel unterscheiden

Süßungsmittel	Eigenschaften
Agavendicksaft, Ahornsirup	fruchtzuckerreich, durch langes Erhitzen vitaminärmer
brauner Zucker	grob auskristallisierter Zucker, anhaftender Sirup färbt den Zucker braun, zu finden bei Rüben- bzw. Rohrzucker
Dicksäfte	fruchtzuckerreich
Fruchtzucker	bzw. Fructose, natürlich vorkommend in süßen Früchten, Bestandteil vieler Zuckerverbindungen
Honig	fruchtzuckerreich, als Rohprodukt für Säuglinge ungeeignet, höhere Süßkraft als Haushaltszucker
Invertzucker	aufgelöste Saccharose, bestehend aus Fruchtzucker und Traubenzucker zu gleichen Teilen
Kokosblütenzucker	besteht zu 70–90 % aus Saccharose, »teure« Alternative zum Haushaltszucker und genauso süß
Milchzucker	bzw. Lactose, Vorkommen in Milch von Säugetieren, besteht aus zwei Molekülen: Glucose und Galactose, dient häufig als Grundlage für Tabletten u. Ä.
Puderzucker	Raffinade, die sehr fein gemahlen wurde
Raffinade/Raffinose	der am häufigsten gebrauchte Haushaltszucker, bestehend aus 99,9 % Saccharose
Rohrzucker	Haushaltszucker, hergestellt aus Zuckerrohr
Rübenzucker	üblicher weißer Zucker, hergestellt aus Zuckerrüben
Saccharose	chemische Bezeichnung für (weißen) Haushaltszucker bzw. Raffinose, besteht aus einem Molekül Fruchtzucker und einem Molekül Traubenzucker
Schleimzucker	bzw. Galactose, Bestandteil vieler Zuckerverbindungen
Sirup	eingedickter Saft der jeweiligen Pflanze oder Frucht, z. B. Ahornsirup, Rübensirup, Birnendicksaft
Stärkezucker	Sammelbegriff für alle Zuckerarten, die aus Stärke hergestellt werden, z. B. aus Maisstärke: Stärkesirup, Glucosesirup, Fructosesirup, Glucose-Fructose-Sirup, Maltodextrin, Isoglucose
Traubenzucker	bzw. Glucose oder Dextrose, natürlich vorkommend in süßen Früchten, industriell aus Kartoffel- oder Maisstärke hergestellt
Zuckeraustauschstoffe	bzw. Sorbit, Xylit, Erythrit, Mannit, industriell hergestellt, wirken in hohen Dosen abführend und blähend

sen wird. Viele Verbraucher wählen heute, oft aus Unwissenheit, beim Einkauf gerne mal Kunsthonig, eine cremig aussehende und wie Honig schmeckende, aber künstlich hergestellte feste und oft auch aromatisierte Masse aus Zucker bzw. Invertzucker. Kunsthonig hat keinerlei Vorteil im Vergleich zum Haushaltszucker. Originaler Honig vom Imker kann manchmal noch mit natürlichen Vitaminen, Mineralstoffen und einem leckeren Aroma aufwarten. Dennoch: Die chemische Verbindung von Honig und Zucker ist gleich und wird so vom Körper auch genutzt.

Alternative Süßungsmittel (siehe Tabelle Seite 47), die vielfach angepriesen werden, haben in bisherigen Studien keine Vorteile in der Tumortherapie und zur Verhinderung von Rezidiven aufgezeigt. Im Gegenteil, manche derzeit als »neuartige Süßungsmittel« beworbene Substanzen, z. B. Kokosblütenzucker, Apfel-, Birnen- oder Agavendicksäfte erhöhen den Blutzuckerspiegel und damit das Insulinprofil ebenso wie Zucker und Honig (Seite 65), liefern genauso viel Energie und nur minimale Mengen an Vitaminen oder Mineralstoffen (wenn überhaupt). Sie verhindern damit auf die gleiche Weise die Zufuhr weiterer, gesundheitsförderlicher Substanzen.

Die künstlich hergestellten Süßungsmittel, z. B. Erythrit, Birkenzucker, Aspartam, Cyclamat, Sucralose und Stevia (als industriell hergestelltes Extrakt aus der Stevia-Pflanze) sind über Enzyme größtenteils nicht verdaulich und damit nicht wirksam für den Blutzucker- bzw. Insulinhaushalt. Sie driften auf ihrem Weg durch den Verdauungstrakt jedoch durch den Dickdarm und beeinflussen die Darmbakterienvielfalt – und diese scheinbar negativ.

Meine Empfehlung:

Es spricht nichts dagegen, »süß« in geringen Mengen in Form von Rohrohrzucker oder Honig zu genießen. Wenn Sie möglichst wenig Lebensmittel und Speisen essen und trinken, die zugesetzten Zucker, Honig oder zugesetzte künstliche, alternative Süßungsmittel enthalten, hat das in jedem Fall Vorteile für Ihre Gesundheit.

Mythos 4: Grüner Tee macht gesund

Grüner (unfermentierter) Tee und besonders Oolong Tee (halbfermentierter Tee) scheinen das Wachstum von Brustkrebszellen verhindern zu können, schwarzer (fermentierter) Tee scheinbar nicht. Die Wissenschaftler forschen noch zu konkreten Angaben, die bisherigen Erkenntnisse sind zu vage. Aber: Es gibt Anzeichen dafür, dass eine große Portion grüner Tee mit seinen Farbstoffen (ein wichtiger davon: Epigallocatechingallat, EGCG) Medikamente in der Chemotherapie in ihrer Wirkung herabsetzen kann.

Meine Empfehlung

Grüner Tee, besonders in Bio-Qualität, in üblichen Mengen getrunken, scheint keinen negativen Einfluss auf ein rückfallfreies Gesundwerden zu haben. Grüntee-Extrakte sind aufgrund potenzieller Wechselwirkungen nicht empfehlenswert.

Mythos 5: (Anti-)Krebs-Diäten sind sinnvoll

Bestimmt sind Ihnen bei der Suche nach Ernährungsempfehlungen für Ihre aktuelle Situation auch schon viele »Krebsdiäten« begegnet. Die Flut der »(Anti-)Krebs-Diäten« ist groß, die Ernährungsansätze unterschiedlich bzw. vielfach nicht eindeutig, einige widersprechen sich regelrecht. Manchmal suggerieren Ihnen die beschriebenen Ernährungsformen, mit deren Hilfe seien Sie den anstrengenden und nebenwirkungsreichen Tumortherapien nicht hilflos ausgeliefert. Manche Krebsdiät knüpft sogar Heilungsversprechen an die Ernährungsempfehlungen.

Solch eine Information ist hochgradig unseriös, denn es gibt für keine der viel propagierten Krebsdiäten eine wissenschaftliche Überprüfung, die Beweise für diese Versprechen liefert. Im Gegenteil, manche sind sogar gefährlich und können unter Umständen zu einer Fehl- und Mangelernährung führen, die Ihre Prognose verschlechtert.

Ja – es gibt sinnstiftende und gesundheitsförderliche Aspekte bei manchen dieser Krebsdiäten. Diese sind einzig von uns qualifizierten Ernährungsfachkräften »herauszulesen« und in brauchbare Empfehlungen für Sie als Brustkrebspatientinnen zu übersetzen.

Einige der Diäten sehen eine »laktovegetabile« Kost als optimal an (Seite 85). Manches Mal wird diskutiert, den Salz-, Zucker-, Weißmehl-, Koffein-, Schweinefleisch- und Alkoholkonsum zu reduzieren und stattdessen frische Lebensmittel mit viel Rohkost und Gemüse zu essen. Jetzt mal »Butter bei die Fische«: Dies sind keine »neuen« Thesen im Rahmen einer Tumortherapie. Häufig führen verschwurbelte Überlegungen und nicht korrekte Lebensmittelempfehlungen zur Verunsicherung der Brustkrebspatientinnen, manche der (Anti-)Krebs-Diäten können im schlimmsten Fall zu gravierenden Energie- und Nährstoffmängeln führen.

Meine Empfehlung

Auch wenn sogenannte Krebsdiäten eine große Anziehungskraft ausüben – effektive Vorteile für Sie sind nicht seriös nachgewiesen und mögliche Risiken sind nicht kalkulierbar – sie sind kein rettender Anker. Einseitigkeit und Extreme schaden Ihnen mehr, als sie nützen – vor allem Ihrem gesamten Körper, nicht nur den Tumorzellen. Ich rate zu denjenigen Empfehlungen, die die Gesundheitsperspektive aufrechterhalten und fördern (Seite 64).

Mythos 6: Kurkuma, Zimt, Ingwer – antientzündlich?

Derzeit scheinen Kurkuma, Zimt und Ingwer die Lösung für alle Probleme zu sein, die das Immunsystem betreffen. Wenn das so einfach wäre … Kurkuma bzw. der bioaktive Inhaltsstoff Curcumin wirkt nachweislich ab einer täglichen Menge von ca. 1500 mg antientzündlich und damit auch gegen eine Tumorentwicklung. In essbare Mengen übersetzt ist das bei einem gehäuften Esslöffel Kurkuma eine 50-prozentige Wirksamkeit. Aber Achtung: Schon ½ Teelöffel Kurkuma als Gewürzgabe kann Magen-Darm-Beschwerden auslösen. Curcumin muss außerdem in Kombination mit schwarzem Pfeffer, Zimt, Muskat sowie einer Fettkomponente (z. B. Kokosöl) über den Darm ins Blut transportiert werden. Je nach Qualität des Pfeffers und dem Erhitzungsgrad dieser Substanzen ist die bioverfügbare Menge gering(er). Zudem bildet Curcumin zusammen mit eisenreichen Lebensmitteln eine Art Gel, der Mineralstoff wird damit weniger verfügbar.

Wenn Sie Zimt verwenden wollen, dann gerne Ceylon-Zimt. Cassia-Zimt enthält zwar viel entzündungshemmendes Cumarin, kann in größeren Mengen jedoch Leberschäden verursachen, bei Kindern wird diese Menge ab sechs Zimtsternen erreicht! In Zellstudien wurde entdeckt, dass eine hochdosierte Nahrungsergänzung von Cumarin – und nicht die Gewürzgabe von Zimt – in der Therapie von Brustkrebspatientinnen pharmakologisch eingesetzt werden könnte, aber dafür ist noch mehr Forschung nötig.

Ingwer gilt vielfach als etabliertes Hausmittel zur Vorbeugung gegen Erkältungen und bei Immunschwäche – und gegen Übelkeit. Die Nachweise in Bezug auf die antientzündliche Wirkung sind jedoch bescheiden. Ingwer (mit seinem Wirkstoff Gingerol), in größeren Mengen konsumiert, kann Mund- und Magenschleimhaut reizen oder Durchfall, Blähungen und Sodbrennen hervorrufen. Bei langfristigem und regelmäßigem Genuss (vor allem konzentriert wie in Shots) kann er gerinnungshemmend wirken.

Meine Empfehlung

Essen und genießen Sie Kurkuma, Zimt und Ingwer in haushaltsüblichen Portionen, wie z. B. in unseren Rezeptideen (Seite 119) beschrieben. Größere Mengen können aus wissenschaftlicher Sicht nicht empfohlen werden, hier fehlen seriöse Wirkungsnachweise. In sehr hoher Dosis schaden die Gewürze unter Umständen Ihrer Verdauung und Ihrem Stoffwechsel.

Mythos 7: Weizen macht krank

Sie kennen diesen Satz, der in den vergangenen Jahren täglich auf den Tisch kam und weiterhin kommt: Sind Sie auch im Team »Kein Weizen mehr«? Essen Sie stattdessen nur noch Dinkel? Im Ernst – es gibt keinen wissenschaftlichen Nachweis, dass der Genuss von Weizenprodukten in der Therapie von Brustkrebs negative Auswirkungen hat. Es lohnt allerdings die Unterscheidung zwischen Weizen und Weizen. Es gibt Weizenvollkornbrot aus natürlichen (Bio-)Zutaten und ohne Konservierungsstoffe und es gibt ultraprozessierten Weizentoast mit gefühlt fünfzehn künstlichen Zutaten und Aromen. Ein Zuviel an Getreide, vielleicht auch an Weizen (etwa in Form von Aufbackwaren, die oft mit Gluten künstlich aufgearbeitet sind), hat nachweislich keine Vorteile – es sei denn, Sie entscheiden sich für die Vollkornvariante.

Meine Empfehlung

Wählen Sie Brot, Gebäck, Mehl und Flocken aus allen verfügbaren Getreidesorten, z. B. Hafer, Gerste, Roggen, Dinkel und auch Weizen. Nutzen Sie dazu, so oft es geht, die Vollkornvarianten, die wertvolle Ballaststoffe, Vitamine und Mineralstoffe liefern und als Futter für die Darmbakterien Ihr Immunsystem unterstützen. Zusätzlich empfehle ich Ihnen sogenannte Pseudogetreide wie Amaranth, Buchweizen, Mais, Hirse und Quinoa. Sie ergänzen das Getreideprofil. Schauen Sie sich dazu unsere Rezeptideen an.

Mythos 8: Grünkohl vernichtet Krebszellen

Grünkohl enthält ebenso wie alle anderen Kreuzblütler-Gemüse (z. B. Weißkohl, Rotkohl, Rosenkohl, Blumenkohl, Kohlrabi, Brokkoli, Pakchoi, Chinakohl, aber auch Rettich, Radieschen, Kresse, Steckrübe, Meerrettich, Wasabi und Senfpflanzen) Schwefelverbindungen (Glucosinolate), die für uns Menschen über den scharfen Geschmack wahrzunehmen sind. Beim Abbau dieser Schwefelverbindungen in unseren Körperzellen entstehen Senföle, das Bekannteste: Sulforaphan. Es ist u. a. in der Lage, Entgiftungsenzyme in der Leber zu aktivieren. Damit können potenziell krebserregende Substanzen unschädlich gemacht werden. Kreuzblütler-Gemüse sind daher vielfach gelobte »Anti-Krebs-Gemüse«, die helfen, einer Krebsentstehung vorzubeugen. In Therapien in hohen Konzentrationen eingesetzt (z. B. bei Prostatakrebs), scheint Sulforaphan Krebszellen so verändern zu können, dass sie z. B. auf eine Chemotherapie reagieren und dabei absterben.

Für einen Anti-Krebs-Effekt müssen große Portionen verzehrt werden

Für die Chemotherapie bei Brustkrebs wurde dieser Beweis nicht erbracht, auch andere Therapieergebnisse sind höchst umstritten. Unter anderem deshalb, weil das bioaktive Sulforaphan durch Zerkleinern und Erhitzen der Gemüse bereits nach kurzer Zeit inaktiviert wird. Bei Brokkoli (dieser hat im Vergleich zu anderen Gemüsesorten sehr viel von diesem Anti-Krebs-Stoff) wird deshalb gegen die Entstehung von Krebszellen eine täglich zu verzehrende Portion von 750 g in roher Form empfohlen – das halte ich angesichts der Menge für schwer umsetzbar. Alle Kreuzblütler-Gemüse sollten im Optimalfall nur wenig klein geschnitten, nicht oder nur vorsichtig erhitzt und gerne als große Portion gegessen werden. Das empfinde ich als eine Herausforderung für den Alltag. Rosenkohl, Weiß- und Rotkohl, in großer Portion und roh gegessen, stellen zudem manche Verdauung auf eine harte Probe.

Meine Empfehlung

Genießen Sie täglich oder zumindest mehrmals die Woche verschiedene leckere Sorten aus der Kreuzblütler-Familie, z. B. als Gemüse und/oder Gewürz. Sie enthalten zwar nicht alle so viele verfügbare Senföle wie Brokkoli, aber dafür viele wertvolle Ballaststoffe, Vitamine und Mineralstoffe. Und genau mit diesen Inhaltsstoffen können sie zusätzlich Darmbakterien, die eingeständig auch Östrogene im Darm bilden, aktivieren und damit Ihren Östrogenpool beeinflussen (Seite 66). Schauen Sie dazu in die Rezepte (Seite 100).

Fakten statt Mythen

Natürlich kursieren auch Ernährungsempfehlungen, die auf seriösen wissenschaftlichen Grundlagen beruhen:

Kein Mythos: Nahrungsergänzungen, die Ihrem Körper guttun

Im Patientenratgeber der Arbeitsgemeinschaft Gynäkologische Onkologie e. V. (AGO) werden Präparate zur Nahrungsergänzung aufgeführt, die in einzelnen Fällen untersucht wurden. Dabei wurde jedoch kein therapeutischer Zusatznutzen für die Patientinnen festgestellt. Dennoch konnte die Einnahme dieser Präparate zum Teil die Lebensqualität der Betroffenen positiv beeinflussen.

Folgende Nahrungsergänzungsmittel werden in diesem Patientenratgeber empfohlen:

- Mineralstoffe (vornehmlich Spurenelemente) und
- nicht hoch dosierte Vitamine
- **ACHTUNG:** Optimal wäre, wenn Sie vor der Therapie untersuchen ließen, ob bei Ihnen eventuell ein Mangel dieser Substan-

zen vorliegt. Dadurch wäre eine individuell abgestimmte Dosierung möglich und bei einem Mangel könnte dieser behoben werden.
- Curcumin
- Ingwer, weil die Wurzel oder auch Präparate daraus die Wirksamkeit von Medikamenten gegen Übelkeit und Erbrechen verstärken können.
- Extrakte aus Traubensilberkerze oder Mistel

Forscher kamen in Studien außerdem zu dem Schluss, dass manche Nahrungsergänzungen für Brustkrebspatientinnen, die sich in Therapien befinden, hilfreich sein können.

Meine Empfehlung
Nehmen Sie nicht ohne fachlichen Rat Nahrungsergänzungsmittel. Lassen Sie Ihr Blutbild kontrollieren und fragen Sie qualifizierte Ernährungsfachkräfte nach einer individuellen Abstimmung zu Ihrem Speiseplan, damit Sie Ihr Potenzial und Ihr Wohlbefinden steigern und nicht mindern.

Kein Mythos: Alkohol fördert das Wachstum von Metastasen

Seit Jahren ist bekannt und wissenschaftlich belegt, dass der Konsum von Alkohol das Risiko für Rezidive und Metastasen erhöht.

Meine Empfehlung
Als Brustkrebspatientin verbessern Sie eindeutig Ihre Heilungschancen, wenn Sie möglichst keinen Alkohol trinken (Seite 75).

Kein Mythos: Sojaprodukte können den Hormonhaushalt unterstützen

Untersuchungen haben gezeigt, dass ein zusätzlicher und regelmäßiger Verzehr von Sojaprodukten, die Phytoöstrogene (pflanzliche Hormone) enthalten, die Lebenserwartung erhöht. Gerade im Zusammenhang mit hormonempfindlichen Tumorzellen stellen meine Patientinnen oft die Frage, ob die Therapie und Medikamentenwirkung durch pflanzliche Hormone, z. B. aus Sojabohnen oder auch anderen Hülsenfrüchten, positiv beeinflusst werden können. Für Sojabohnen(-produkte) – und hier speziell für Frauen nach der Menopause – kann diese Frage eindeutig bejaht werden.

Meine Empfehlung
Essen Sie täglich 1 bis 2 Portionen Sojaprodukte bzw. Hülsenfrüchte (als Lebensmittel, nicht als Nahrungsergänzungsmittel!), sie scheinen besonders für Brustkrebspatientinnen nach der Menopause gesundheitsförderlich. Mehr darüber erfahren Sie im Kapitel »Optimale Lebensmittelauswahl« (Seite 64).

Kein Mythos: Kurzzeitfasten hilft bei der Chemotherapie

Bei Brustkrebspatientinnen wurde untersucht, wie sich Kurzzeitfasten während der Chemotherapie auf die Lebensqualität auswirkt. Das Ergebnis: Die Teilnehmerinnen schienen die Chemo besser zu vertragen, wenn sie während der Zyklen kurzzeitige Fastenphasen eingelegt hatten. Die Ergebnisse der Untersuchung sind aktuell jedoch nicht repräsentativ (siehe Kasten). Die Stellungnahme der namhaften Arbeitsgemeinschaften, Gesellschaften und Verbände ist derzeit noch eindeutig: Die Effekte scheinen vielversprechend, dennoch steigt das Risiko einer Mangelernährung bei mehrtätigem Fasten. Der Nutzen muss noch viel besser erforscht und belegt werden.

Pilotstudie zum Kurzzeitfasten bei Brustkrebspatientinnen

Während sechs Behandlungszyklen fasteten die teilnehmenden Frauen im Zeitraum von 36 Stunden vor Beginn bis 24 Stunden nach Ende der Chemotherapie. In der Zeit des Fastens tranken die Frauen täglich Wasser, Kräutertees, Gemüsebrühe und -saft. Die Energiezufuhr pro Tag betrug 350 kcal. Viele der Patientinnen kamen gut damit zurecht, sie empfanden ihre Lebensqualität weniger stark beeinflusst als bei »normaler« Ernährung. Zudem hatten sie eine qualifizierte Ernährungsberatung erhalten. Eine Fatigue schien in bzw. während der ersten Woche nach der Chemotherapie verringert. Die Studie lässt hoffen.

Meine Empfehlung

Fasten hat Tradition, ist seit Jahrhunderten bekannt und medizinisch weitreichend untersucht. Wenn Sie fasten wollen: Erkundigen Sie sich bei qualifizierten Ernährungsfachkräften und Fastenleiter*innen nach für Sie geeigneten Fastenformen – vor, während und nach einer (Chemo-)Therapie. Gerade in diesen Zeiten wird Ihr Körper sehr beansprucht und eine Fehl- oder Mangelernährung wäre für Sie in keinem Fall gut. Durch Fasten kann sich Ihre Befindlichkeit während der Chemotherapie unter Umständen spürbar verbessern, doch bitte gehen Sie durch diese Zeit nicht ohne kompetente medizinische bzw. therapeutische Begleitung.

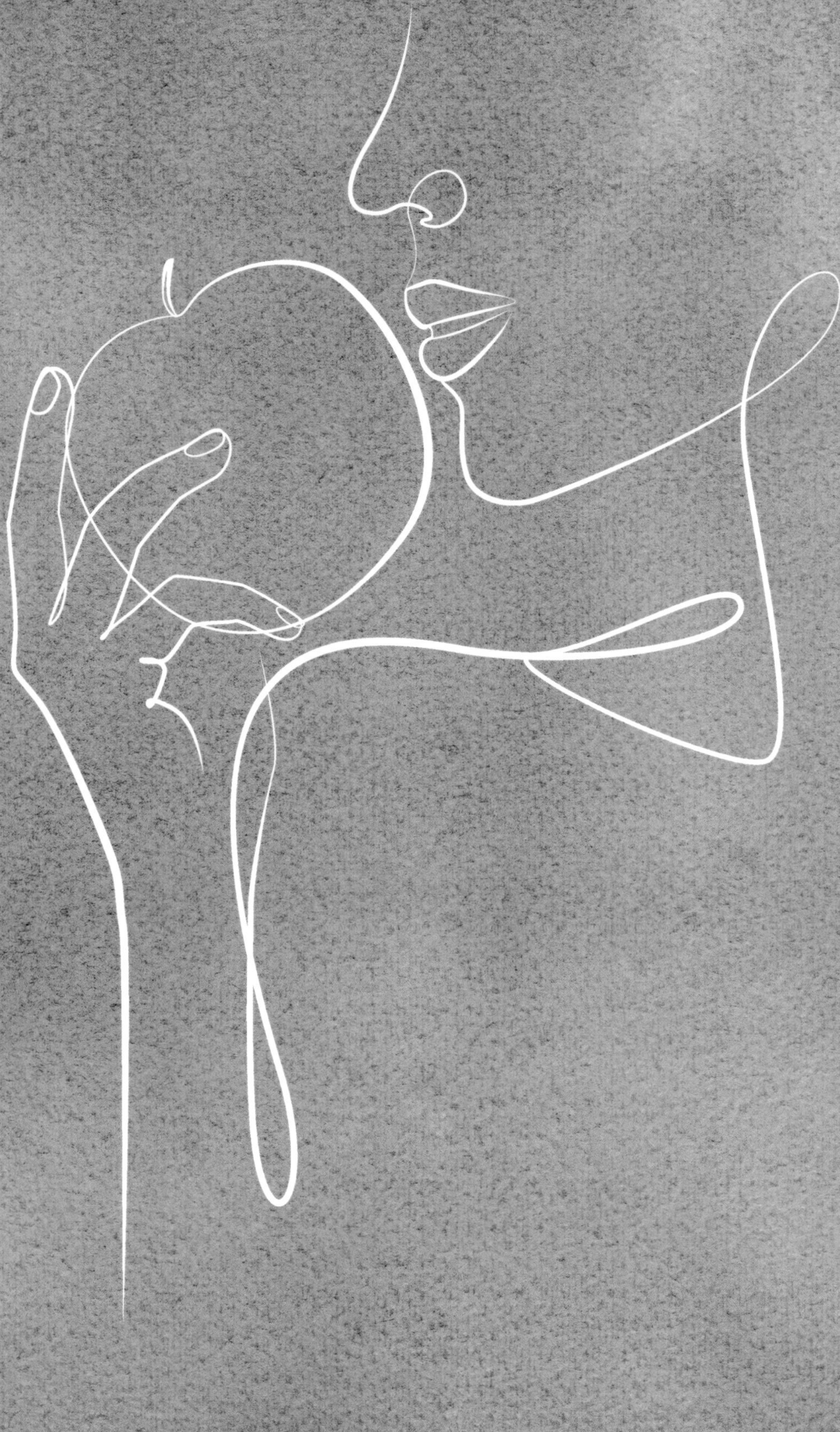

Die beste Ernährung bei Brustkrebs

Tun Sie sich und Ihrem Immunsystem etwas Gutes, indem Sie sich ausgewogen ernähren. Speziell bei Ihrer Erkrankung können Sie durch gezielte Ernährung den Heilungsprozess unterstützen.

Die Chancen einer brustschützenden Ernährung

Optimal und sogar brustschützend zu essen und zu trinken hat eine große psychologische und emotionale Bedeutung. »Gut essen können« wird oft mit »gut weiterleben« gleichgesetzt. Zu Recht!

Die allgemeinen Ernährungsempfehlungen bei Brustkrebs sind eine Möglichkeit für Sie, aktiv, selbstständig und eigenverantwortlich zur Therapie beizutragen. Viele Studien, die sich mit dem Thema Essen und Trinken bei Brustkrebs beschäftigen, zeigen: Wenn Sie sich optimal ernähren, wird die Therapie des Brustkrebses positiv beeinflusst und Sie erhöhen damit Ihre Heilungs- und Überlebenschancen. Chemo-, Strahlen- und Antihormontherapien gestalten sich effektiver und Sie helfen, potenziell entstehende Folgeerkrankungen zu reduzieren.

Was genau steckt hinter einer »optimalen« Ernährung für Sie als Betroffene? Kurz gefasst: eine vielseitige Lebensmittelauswahl, die in ihrer Zusammenstellung wichtige Aspekte aus den aktuellen wissenschaftlichen Erkenntnissen berücksichtigt – und gleichzeitig lecker und im Alltag realisierbar ist. Auch für die ganze Familie. Lassen Sie sich von den Empfehlungen und besonders den Rezeptideen inspirieren.

Wissenswertes vorab

Oft höre ich von Brustkrebspatientinnen, ihnen würden Ernährungsempfehlungen gegeben, die sich auf die Prävention, sprich Verhinderung des Brustkrebses beziehen. Obwohl Sie im Vorfeld Ihrer Erkrankung schon viel Paprika, Tomate, Brokkoli, Obst und auch häufig Vollkornbrot gegessen haben, kam die Diagnose dennoch. Was können Sie also jetzt noch besser machen?

Ungefähr ein Viertel aller Brustkrebserkrankungen scheint durch gesundes Essen, Trinken, dabei wenig Alkohol, viel und regelmäßig Bewegung und den Verzicht auf Nikotin vermeidbar, so die Experten. Das bedeutet aber auch, es gibt dreimal mehr Einflussfaktoren, die nicht auf die Ernährung bezogen sind und das Entstehen und die Entwicklung von Tumorzellen dennoch fördern. Mit einer optimalen Auswahl an Lebensmitteln und Speisen können Sie jetzt nach der Diagnose manches weitere tumorbezogene Risiko aktiv vermeiden helfen.

Der regelmäßige und hohe Konsum von Alkohol sowie ein zu hohes Körpergewicht scheinen, so das Ergebnis von Studien, die Prognose zu verschlechtern.

Ausgewogen viel pflanzliche Kost und eine bestimmte Auswahl bei Fleisch, Fisch, Ei und Milchprodukten scheinen die Gesundheit zu erhalten und Rezidiven vorzubeugen. Diejenigen Frauen, die z. B. viele Ballaststoffe, viel Obst und Gemüse gegessen haben, lebten insgesamt länger.

WICHTIG

Keine bislang bekannte »Anti-Krebs-Diät« unterstützt eine Tumortherapie nach der Diagnose auf eine Weise, die das Überleben allein dadurch sichert. Ihre Prognose kann jedoch durch eine optimale Ernährung, die die weiteren Therapien ergänzt, verbessert werden. Eine ungesunde Lebensmittel- und Speisenauswahl verschlechtert sie.

Pflanzenorientierte Kost ist gesund – wenn sie naturbelassen ist

Pflanzenbetontes Essen und Trinken ist, neben einer den gesamten Planeten Erde schützenden Ernährung (Planetary Health Diet [PHD], EAT-Lancet-Kommission), der Trend der letzten Jahre. Im Fokus steht dabei die Entwicklung von der vegetarischen hin zur veganen Ernährung. Diese ausschließlich pflanzliche Ernährungsform ist für Sie als Brustkrebsbetroffene jedoch nicht die Empfehlung der ersten Wahl. Überwiegend pflanzliche Lebensmittel zu wählen ist die Empfehlung – ja. Maximal ein Drittel des täglichen Bedarfs mit tierischen Produkten zu bestreiten, ist für die Gesundheit durchaus förderlich, so die Ergebnisse zahlreicher Untersuchungen.

Industriell verarbeitete Produkte beschleunigen die Zellalterung

»Pflanzenbetonte Ernährung« klingt gut, diese bleibt jedoch leider nicht immer »naturbelassen«, wie in der Planetary Health Diet empfohlen. Immer mehr pflanzliche Nahrungsmittel werden von der Lebensmittelindustrie, wie Fleisch und Fisch schon seit Langem, zu ultraprozessierten (Fertig-)Produkten verarbeitet.

Hochverarbeitetes Essen (ultra-processed food) ist, wie wir wissen, die krank machende Herausforderung für Mensch und Gesundheit in den kommenden Jahren. Untersuchungen zeigen einen erkennbaren Anstieg des Brustkrebsrisikos bei erhöhtem Verzehr dieser Produkte. Aber auch für die Zeit nach einer Tumordiagnose wurde vielfach der Einfluss der industriell verarbeiteten Produkte auf die Zellalterung – im gesunden wie im kranken Körper – nachgewiesen. Besonders große Anteile von Transfetten, zugesetztem Zucker, Salz und Acrylamid in diesen Produkten und eine nur geringe Menge der für den Darm notwendigen Ballaststoffe, wenig oder keine optimalen Fette sowie wenig oder nur künstliche Vitamine und Mineralstoffe in der Lebensmittelauswahl verursachen laut Experten viele zu frühe Todesfälle.

Der »Speiseplan der Zukunft«

Der »Speiseplan der Zukunft« im Rahmen der PHD sieht täglich die doppelte Menge von naturbelassenen Gemüsen, Vollkornprodukten, Nüssen, Hülsenfrüchten und etwas Obst vor. Parallel wird ein Halbieren der Portionen von Fleisch und zugesetztem Zucker empfohlen. Die großen Mengen wertvoller

Meiden Sie hochverarbeitetes Essen (ultra-processed food)

Typische hochverarbeitete Lebensmittel und Speisen sind z. B. Eiscreme, Kekse, Fertiggerichte, Hotdogs, Kuchen, Limonaden, Tiefkühlpizza und Wurst. Sie enthalten viel Energie, viel ungesundes Fett, viel Zucker und durch die Produktion entstandene Nebenprodukte wie z. B. das schädliche Acrylamid. Diese Lebensmittel bzw. deren wenig hochwertige Inhaltsstoffe fördern durch zahlreiche Reaktionen im Körper den Alterungsprozess aller Zellen und Gewebe. Sie entwickeln und unterhalten Entzündungsprozesse und steigern so das Krankheitsgeschehen.
Mikronährstoffe wie Vitamine, Mineralstoffe und besonders sogenannte sekundäre Pflanzenstoffe (Farb- und Geruchsstoffe z. B. in Obst, Gemüse und Getreide) beugen Zellschäden und damit weiteren Krankheitsprozessen vor. Sie werden durch die starke industrielle Verarbeitung der Lebensmittel verringert oder vernichtet.

Pflanzenstoffe bei dieser Kost (Farb- und Geruchsstoffe, ätherische Verbindungen, die schützend wirken) unterstützen alle bekannten Empfehlungen und verringern laut Experten die Zellalterung – ein Hinweis auf eine gute Prognose im Rahmen der Krebstherapie.

Körpergewicht und Brustkrebstherapie

Das Körpergewicht wird seit vielen Jahren als ein bestimmender Faktor in der Therapie des Brustkrebses diskutiert. Übergewicht und insbesondere Adipositas scheinen das Risiko für Metastasen und Rezidive zu erhöhen.

Gleichzeitig deuten Ergebnisse von Untersuchungen an: Liegt Ihr Gewicht nach einer Brustkrebsdiagnose und am Ende der Therapie bei einem BMI von >35 kg/m^2, verbessern Sie Ihre Prognose durch eine moderate Gewichtsabnahme von max. 1 kg pro Woche deutlich.

Adipositas wird im Wesentlichen durch eine hohe Energieaufnahme und ein Zuviel an Fett, besonders des ungesunden Nahrungsfettes, verursacht. Studien belegen, dass eine Lebensmittelauswahl mit wenigen, aber optimalen Fetten die Überlebenswahrscheinlichkeit bei einer Brustkrebserkrankung erhöht.

Die Ursache dafür ist, dass zu viel Körperfett biologisch aktiv ist und diese Aktivität sich somit auf den Hormonhaushalt im Körper auswirkt. Körperfett, besonders um die Bauchorgane, entwickelt quasi ein Eigenleben und produziert Hormone, diese können dadurch eine Chemo- und eine Antihormontherapie (negativ) beeinflussen. Kurz gesagt: Jedes Gramm Körperfett zu viel ist zu viel und verschlechtert Ihre Aussichten.

Auch eine Mangelernährung muss verhindert werden

Einseitige Ernährung, ungesunde Diätempfehlungen oder eine eigenmächtig initiierte Fastenkur in der Therapie kann zu Untergewicht, in jedem Fall aber zu einer Mangelernährung führen. Bei mehr als 30 Prozent aller Tumorpatienten im Krankenhaus liegt nachweislich eine solche Mangelernährung vor. Die unzureichende Versorgung mit notweniger Energie und Nährstoffen verschlechtert die Prognose jeder Krebserkrankung. Den Strapazen der Tumortherapie (Chemo-, Strahlen- oder Antihormontherapie und/oder Operation) kann eine mangel- oder gar unterernährte Brustkrebspatientin dann nur schwer begegnen.

Optimal für Brustkrebsbetroffene ist, zu viel bzw. zu wenig Körpergewicht zu vermeiden. Vor allem aber muss eine Mangelernährung verhindert werden.

Fasten kann die Achtsamkeit erhöhen

Das Gegenteil von genussvollem und achtsamem Essen (Seite 60) wäre das »Nicht-Essen«, auch Fasten genannt. Bei Brustkrebspatientinnen untersucht, scheint das Kurzzeitfasten die Lebensqualität während der Chemotherapie nicht nur wenig zu beeinträchtigen, vielmehr scheint es sie sogar zu erhöhen (Seite 52).

Kurzzeitfasten kann die Achtsamkeit auf eine andere Art und Weise steigern und eröffnet den Genuss für die nach dem Fastenbrechen gewählten Lebensmittel und Speisen. Parallel dazu konnten erste Untersuchungen zeigen, dass bei Brustkrebsbetroffenen, die länger schliefen und Intervallfasten mit mehr als 13 Stunden Fastenintervall praktizierten, das Rückfallrisiko um 36 Prozent gesenkt wurde. Dennoch sind all diese Erkenntnisse noch nicht ausreichend fundiert bzw. repräsentativ, um daraus offizielle Empfehlungen zum (Kurzzeit-)Fasten zu verkünden.

Ernährungsempfehlungen

Gut und lecker zu essen bestimmt den Alltag besonders in Krankheitsphasen. Einen Rückfall bzw. eine Metastasierung zu verhindern ist für Brustkrebsbetroffene von großer Bedeutung. Eine westlich orientierte Ernährung, eine sogenannte »Western Diet« (siehe Kasten), scheint das Risiko für ein Rezidiv bzw. für Metastasen zu erhöhen.

Die Devise: individuell – aber gesund – essen und trinken

Der individuelle Ernährungszustand zum Zeitpunkt der Diagnose bzw. zu Beginn der Therapie ist im Rahmen der zu absolvierenden Therapie sehr wichtig. Untergewichtige Brustkrebsbetroffene z. B. haben zusätzlich ein höheres Risiko für Knochenbrüche nach Chemo-, Antihormon- und/oder Strahlentherapien, übergewichtige Frauen eines für einen Rückfall bzw. für Metastasen.

Alles andere als empfehlenswert: die »Western Diet«

Unter einer »Western Diet« versteht man eine Ernährung, die sich überwiegend aus rotem Fleisch, hochverarbeiteten Fleischprodukten und Wurst, frittierten Speisen, vollfetter Milch und Milchprodukten, gezuckerten Getränken, Weißmehlprodukten und Zusatzstoffen zusammensetzt. Sie besteht aus industriell besonders hochverarbeiteten Produkten (ultra-processed food), die den Stoffwechsel und die Zellen negativ beeinflussen (Seite 58).

Genuss und Achtsamkeit beim Essen

Studien zeigen, dass achtsamkeitsbasierte Stressreduktion bei Brustkrebsbetroffenen nach strapaziösen Therapiephasen die Lebensqualität steigert. Sie kann leichte Angstzustände reduzieren und den Schlaf verbessern.

Sie kennen das: Genuss, Geschmack und Appetit sind Empfindungen, denen besonders in schweren Krankheitssituationen eine große Bedeutung zukommt. Grundsätzlich gilt: Es gibt kein einziges naturbelassenes Lebensmittel in üblich gegessener Portion, das eine gesamte Antikrebstherapie zunichtemachen könnte. Ein genussvoll verspeister Riegel Schokolade gefährdet keinen Therapierfolg – wo kämen wir denn da hin! Viele Lebensmittel und Speisen helfen, die durch Chemo-, Strahlen- oder Antihormontherapie auftretenden Beschwerden zu lindern (Seite 28). Und manche Lebensmittel sind einfach für die Seele da.

Essen kann Seelentröster sein

Dieses spezielle »Seelenfutter« ist für jede betroffene Frau individuell und in den meisten Fällen bereits vor der Diagnose Teil des persönlichen Geschmackskosmos. Vielleicht mögen Sie Schokolade, Milchreis oder andere Leckereien – und genau die können Sie dabei unterstützen, Sorgen oder Ängste zu verringern und Spannungen zu lösen, die sich im Alltag und während der Therapie zeigen.

Achtsames Essen ist generell ein Schlüssel, um Therapiestress zu reduzieren. Alle Gedanken, Wahrnehmungen und Sinne auf das (auch gesunde) Essen zu richten, bedarf einer gewissen Übung und kann im Alltag nicht immer und überall stattfinden. Je öfter Sie jedoch achtsam essen, desto intensiver kann der Genuss dabei sein – vielleicht gerade dann, wenn trotz Appetitlosigkeit der Teller leer gegessen werden will (Seite 33). Oder aber, wenn Sie die durch eine Hormontherapie ausgelöste Heißhungerattacke (Seite 25) überkommt. Achtsames und genussvolles Essen schaltet den Mechanismus aus, der uns scheinbar ohne Kontrolle und ohne Nachdenken einfach zugreifen lässt. Probieren Sie es mal aus.

Bekannte und neue Tipps

- Bevorzugen Sie möglichst naturbelassene Lebensmittel und genießen Sie nur diejenigen, die lecker schmecken.
- Atmen Sie vor der Mahlzeit ruhig durch.
- Schauen Sie die Lebensmittel bzw. Speisen an und riechen Sie bewusst daran.

Rosinenmeditation

Eine bis drei Rosinen werden in ca. drei bis fünf Minuten auf besondere Art achtsam gegessen. Das Aussehen und die Konsistenz, die Beschaffenheit, der Geruch und der Geschmack der Frucht stehen dabei im Mittelpunkt:
Halten Sie eine einzelne Rosine in der Hand oder zwischen Finger und Daumen. Betrachten Sie sie intensiv und nehmen Sie sie über die Berührung der Hände/Finger konzentriert wahr. Den Geruch der Rosine zu prüfen ist der nächste Schritt, bevor Sie sie zu den Lippen führen und dann in den Mund aufnehmen. Nehmen Sie bewusst das Gefühl wahr, wie Sie sie auf der Zunge platzieren. Danach zerbeißen Sie die Rosine, bewegen sie mit der Zunge hin und her und kauen sie. Nehmen Sie sich dafür Zeit, dies ist ein Fokus in dieser Achtsamkeitsübung. Er gibt Aufschluss darüber, an welcher Stelle der Zunge der Süßgeschmack von Ihnen tatsächlich wahrgenommen werden kann. Schlucken Sie den Rosinenbrei anschließend herunter. Erspüren Sie achtsam, wie es sich anfühlt: Nehmen Sie z. B. den Weg in den Magen wahr? Wie stellt sich Ihre Achtsamkeit nun dar?

- Nutzen Sie die Ablenkung durch Radio, PC, Zeitung oder Fernseher nur dann, wenn Sie Ihre Konzentration auf das achtsame Essen steigern möchten.
- Ehren Sie das Essen, seien Sie dankbar.
- Essen Sie langsam und achtsam.
- Kauen Sie gut.
- Legen Sie zwischendurch das Besteck beiseite und spüren Sie nach.
- Überprüfen Sie Ihre Sättigung bzw. den Sättigungsgrad (»Fühlt es sich wohlig an?«).

Achtsamkeitsübungen helfen

Ergänzend zu einer qualifizierten Ernährungsberatung unterstützen Sie Achtsamkeitsübungen, wie z. B. eine Rosinenmeditation (siehe oben), dabei, das eigene Essen (besonders in Zeiten von Heißhungerattacken) bewusst wahrzunehmen. Und dieses Wahrnehmen geschieht ohne Bewertung, ohne Verurteilung – das vermindert Essensstress.

Achtsames Essen kann z. B. helfen, das Gewicht zu regulieren. Experten bezeichnen Achtsamkeit auch als eine Frage der Haltung, die nicht nur das Tun, sondern vielmehr das Sein und damit »innere Ressourcen« betrachtet und weiterentwickelt. Achtsamkeit beim Essen und Trinken lässt alle Ihre Sinne und Empfindungen zu, verringert ein schlechtes Gewissen und steigert damit Ihren Genuss und Ihre Freude.

Weiterführende Tipps:

- Sie können jede Sorte getrocknete Früchte zur Achtsamkeitsübung nutzen.
- Wenn Allergien bzw. Unverträglichkeiten diese Lebensmittel ausschließen, können auch eine kleine Portion Schokolade, ein bis drei Gummibärchen oder eine bis drei Weintrauben die Achtsamkeit beim Essen schärfen helfen.
- Brechen Sie die Übung nicht zu früh ab. Auch wenn sie langweilig erscheint, sind genau diese Wahrnehmungen im Detail wichtig, um eigene Sinne zu trainieren.

Viele betroffene Frauen (71,8 Prozent der Befragten in einer Untersuchung) wünschen sich daher eine individuelle Ernährungsberatung und entsprechende Informationen, die ihre Tumortherapie begleiten. Manche, besonders jüngere Brustkrebspatientinnen (≤ 40 Jahre) informierten sich über wenig qualifizierte Verbraucher- und Fachliteratur bzw. Beratung, auf Internetseiten und in Online-Foren. Fast die Hälfte aller Brustkrebspatientinnen, die Ernährungsthemen in der gynäkologischen Praxis ansprachen, bekamen leider nur oberflächliches oder veraltetes Wissen übermittelt.

Wenn Sie als Brustkrebsbetroffene eine individuelle Ernährungsberatung und zusätzliche Kochkurse in Anspruch nehmen, profitieren Sie langfristig davon. Untersuchungen ergaben, dass diejenigen Frauen, die sich insgesamt »besser« ernährten, ihr Rückfallrisiko halbierten.

Die Top 3 der Empfehlungen

Wie wir mittlerweile wissen, gilt eine optimale Lebensmittel- und Speisenauswahl für Brustkrebsbetroffene als eine unterstützende Therapie. Sie verbessert den Ernährungszustand und die Therapiefähigkeit, sie optimiert und erhält die Lebensqualität. Und sie versucht, der Entwicklung von Metastasen oder anderen Begleiterscheinungen im Herz-Kreislauf-System entgegenzuwirken. Allgemein gilt:

- Essen und trinken Sie täglich ausreichend und gemäß Ihrem Energiebedarf und erhalten bzw. erreichen Sie ein stabiles Körpergewicht, Ihr Normalgewicht.
- Bevorzugen Sie eiweißreiche und fettreduzierte Lebensmittel und
- erhöhen Sie den Anteil an löslichen, das Darm-Immunsystem unterstützenden Ballaststoffen.

Ob ein einzelnes Lebensmittel oder eine Speise allein den therapeutischen Effekt der Tumorbehandlung oder beim Gesundwerden insgesamt erreichen kann, ist derzeit unklar, das wurde bislang noch nicht untersucht. Es erscheint aber eher unmöglich. Bekannt ist jedoch, dass eine optimale Lebensmittelauswahl insgesamt die Therapie unterstützt, ebenso die tägliche Mahlzeitenfrequenz und ihre Portionen. Jede Brustkrebspatientin is(s)t anders, und damit ist die Lebensmittelauswahl nicht standardisierbar. Generelle Aussagen zur optimalen Auswahl von Lebensmitteln und Speisen können aber dennoch getroffen werden.

Weitere Ernährungsempfehlungen für Brustkrebsbetroffene beschäftigen sich derzeit vorrangig mit den Themen:

- Körpergewicht, Energiezufuhr
- Gemüse, Obst, (Pseudo-)Getreide
- phytoöstrogenreiche Lebensmittel (u.a. Hülsenfrüchte) und Speisen (z.B. auf Sojabasis),
- Fette, Öle, Nüsse, Kerne und Samen
- Fische und Meeresfrüchte
- Fleisch- und Wurstkonsum
- Milch und Milchprodukte
- Alkoholkonsum
- Ernährungsformen wie die mediterrane Ernährung (pflanzenbetont und ballaststoffreich)

Für die Bewältigung von Begleiterscheinungen einer Krebstherapie stehen dezidierte Empfehlungen für eine entsprechende Lebensmittel- und Speisenauswahl zur Verfügung, die Sie bereits kennengelernt haben (Seite 28). Je nach Auftreten und Ausmaß der Beschwerden helfen Nahrungsmittel und ihre Inhaltsstoffe, dem körperlichen Geschehen den Stress zu nehmen, einer unerwünschten Gewichtszunahme oder einer

Mangelernährung vorzubeugen und dem Körper wieder Kraft zu geben.

Behalten Sie Ihr Körpergewicht im Auge

Für Krebspatientinnen mit einem Normalgewicht wird der tägliche Energiebedarf mit ca. 25–30 kcal/kg (Normal-)Gewicht angegeben. Das wäre bei einer Brustkrebspatientin mit einem Gewicht von 70 kg eine tägliche Zufuhr von ca. 1750–2100 kcal. Besonders Frauen in der Prämenopausen-Phase erleben oft eine unerwünschte Gewichtszunahme, gerade in der Frühphase der Erkrankung. Wenn nicht gegengesteuert wird, ist diese Phase leider häufig mit einer Zunahme an Körperfett und Abnahme der Muskelmasse verknüpft. Die Energiezufuhr müsste dann geringer sein – in unserem Fall je nach Körperzusammensetzung und Bedarf z. B. 1500–1800 kcal pro Tag. Eine optimale Lebensmittel- und Speisenauswahl unterstützt dann in zweifacher Hinsicht: Sie hilft, das Gewicht bzw. das Körperfett und damit das Potenzial sich ungesund entwickelnder Zellen zu reduzieren. Und sie beugt den mit einem hohem Körperfettanteil verbundenen Herz-Kreislauf-Erkrankungen und ihren Komplikationen vor.

Eiweiß ist wichtig

Achten Sie darauf, dass Sie bei einer Tumorerkrankung täglich eine ausreichende Eiweißmenge zu sich nehmen. Durch die Erkrankung und die Therapie wird Ihr Immunsystem extrem herausgefordert, die Körperzellen können Funktionen und insbesondere die Muskeln an Kraft verlieren. Eine solche Entwicklung müssen Sie verhindern. Eiweiß im Essen, als der Hauptbestandteil aller unserer Zellen und des Immunsystems, kann dem Abbau dieser Kraftquellen entgegenwirken. Es unterstützt den Aufbau der Körperzell- und Immunstrukturen und hilft bei der Wundheilung. Ich rate Ihnen, als Brustkrebsbetroffene Ihre sogenannte »Magermasse«, sprich, die Masse an Körperzellen und Muskeln aufrechtzuerhalten und zu steigern. Dafür ist Eiweiß im Essen notwendig. Der tägliche Bedarf an Eiweiß liegt gemäß den Experten und Leitlinien derzeit bei 1,2–1,5 g Eiweiß/kg Körpergewicht.

Das wäre bei einem Körpergewicht von 75 kg eine Portionsmenge von täglich ca. 90–112 g Eiweiß.

Tagesbeispiel für mindestens 90 g Eiweiß

Mahlzeit	Gericht	Eiweiß in g
Frühstück	Frischkornmüsli (Seite 90)	15
Mittagessen	Spargelwrap mit Lachs (Seite 131)	27
Nachmittagssnack	Schneller Mandel-Schoko-Tassenkuchen (Seite 144)	27
Abendessen	Brokkolisalat »American« (Seite 100)	27

Optimale Lebensmittelauswahl

Alle sprechen von einer optimalen Lebensmittelauswahl – wie sieht diese nun konkret aus? Keine Sorge: Eine brustschützende Ernährung ist weniger kompliziert, als Sie vielleicht gedacht haben.

Kurz gefasst: Eine optimale Kost bei einer Brustkrebserkrankung enthält Vollkornprodukte und Hülsenfrüchte, viel Gemüse und Obst, ausgesucht gute Fette und Öle in kleinen Mengen, Nüsse, Kerne und Samen, diese gerne auch in größeren Mengen. Die Fischauswahl ist gemischt, Fleisch- und Wurstmengen sind viel kleiner und werden eher selten verzehrt, Milchprodukte nur in fettarmer Variante und der Alkoholkonsum ist auf (sehr) wenige Tage im Monat begrenzt.

Ballaststoffe (Nahrungsfasern)

Ballaststoffe sind eine Untergruppe der Kohlenhydrate, die seit vielen Jahren intensiv diskutiert wird. Viele Menschen verknüpfen den Begriff mit Kleie und Flohsamenschalen. Diese gehören auch dazu, es gibt aber noch viel mehr.

Als Ballaststoffe werden Lebensmittelinhaltsstoffe bezeichnet, die vom menschlichen Darm, seinen Enzymen und Bakterien nicht oder nur in geringem und besonderem Maße verdaut werden können. Diese Inhaltsstoffe stecken in Getreide, besonders in den Randschichten, in Gemüse und Obst, in deren Schalen, Stielen, Strünken, Fasern, Häutchen und Kernen (z. B. Granatapfelkernen) ebenso wie in Schalen von Nüssen, Samen und Kernen (z. B. Sonnenblumen- und Kürbiskernen).

Ballaststoffe sind nicht gleich Ballaststoffe

Es gibt zwei Arten: Wasserlösliche Ballaststoffe binden viel Flüssigkeit und sind gleichzeitig »Futter« für die »guten« Darmbakterien: Diese tragen zu einer gesunden Mikrobiota (auch: Mikrobiom) bei. Wasserunlösliche Ballaststoffe quellen in Kombination mit Flüssigkeit auf und unterstützen die Darmaktivität, sie lockern so den Stuhlgang.

Welche Lebensmittel enthalten welche Ballaststoffe?

wasserlösliche Ballaststoffe	enthalten in	wasserunlösliche Ballaststoffe	enthalten in
Pektine	Apfelschalen (geriebener Apfel), Aprikosen, Quitten, Beeren, Birnen, Möhren, Zitronen(-häutchen)	Zellulose	Getreiderandschichten in allen Getreidesorten, Leinsamen ganz, Fasern im Gemüse und Obst
Inulin, Oligosaccharide	Flohsamenschalen, Chicorée, Erbsen, Schwarzwurzeln, Spargel, Topinambur, Zwiebeln	Hemizellulose	Kleie von Hafer, Roggen, Gerste; Gemüse, Obst
Beta(β)-Glucan	Hafer- und Gerstenkörner oder -flocken, Schmelzflocken, Roggen	resistente Stärke	abgekühlt: Kartoffeln, Reis, Nudeln; Hülsenfrüchte, unreife Banane
Guar	Guarkernmehl (wird häufig als Geliermittel genutzt)	Lignin	Hafer, Gerste, Obst, Hülsenfrüchte (Gerüststruktur von Pflanzenfasern)

Alle Empfehlungen der vergangenen Jahrzehnte für eine gesunde Ernährung sehen eine hohe Ballaststoffmenge als optimal an. Essen Sie reichlich Ballaststoffe, gerne in Form von Vollkornprodukten, Gemüse, Hülsenfrüchten und Obst – dazu raten alle Ärztinnen/Ärzte und Ernährungsfachkräfte. Die Frage dabei ist: Wie viel ist »reichlich« für Brustkrebsbetroffene? Und eine weitere Frage: Gibt es eine Ballaststoffart, die die Tumortherapie besonders effektiv unterstützt?

Was wissen wir aus Studien?
Es gibt keine eindeutigen Daten, die das eine oder andere ballaststoffreiche Lebensmittel als am besten geeignet darstellen. Diskutiert werden in diesem Zusammenhang ungünstige Kohlenhydrate wie z. B. der »ballaststofffreie« Zucker, der einen Blutzuckeranstieg bewirkt und als Folge davon den Insulinspiegel ansteigen lässt. Als Gegenbeispiel wird das ballaststoffreiche Getreide diskutiert. Es bewirkt keinen bzw. nur einen minimalen Blutzuckeranstieg und damit auch keinen erhöhten Insulinspiegel. Ein häufig erhöhter Blutzuckerspiegel und die entsprechende Insulinreaktionen, z. B. durch den Verzehr ballaststofffreier oder -armer Lebensmittel, fördern, wie wir wissen, die Entstehung von Krankheiten und das Wachsen von Krebszellen.

Im Fokus weiterer Untersuchungen, besonders für Brustkrebsbetroffene, stehen auch die unterschiedlichen Arten der Ballaststoffe selbst (löslich oder unlöslich, siehe Kasten oben) und deren positive Einflüsse auf die Mikrobiota (= das Darmbakterienmilieu). Ab einer Ballaststoffmenge von mehr als 35 g pro Tag, so die Ergebnisse dieser Studien, unterstützen Sie Ihre Mikrobiota besonders effektiv (siehe Tabelle 66).

Essen Sie täglich also viele – lösliche und unlösliche – Ballaststoffe. Pseudogetreide wie z. B. Hirse, Quinoa und Amaranth sind dabei

Tagesbeispiel für mindestens 30 g Ballaststoffe

Mahlzeit	Gericht	Ballaststoffe in g
Frühstück	Gute-Laune-Porridge (Seite 8)	8
Mittagessen	Flotter Hirsetopf (Seite 118)	12
Nachmittagssnack	Soulfood-Brownie (Seite 151)	2
Abendessen	Bunter Brotsalat (Seite 9)	10

ebenso empfehlenswert wie die Vollkornvarianten aus Dinkel, Roggen, Gerste und Hafer.

Beta(β)-Glucane stimulieren das Darm-Immunsystem
Experten haben in den vergangenen Jahren besonders Hafer und Gerste mit ihren Beta(β)-Glucanen in den Fokus der Ballaststoffbetrachtungen gestellt. Diese scheinen regelrechte Stimulatoren der Immunzellen im Darm zu sein. Und das funktioniert über Darmbakterien im sogenannten »Östrobolom« (siehe Kasten). Diese Bakterien produzieren das Enzym Beta(β)-Glucuronidase, das besonders Östrogene in eine aktive Form versetzt. Man könnte sagen, die Darmbakterien dieser Gattung »regulieren« die Östrogene und den Östrogenspiegel gleich mit. Ein Ungleichgewicht der Bakterien im Darm (z.B. durch zu wenig oder zu wenig unterschiedliche Ballaststoffe) hat eine geringere Aktivierung der im Darm gebildeten Östrogene zur Folge, und damit auch weniger insgesamt zirkulierende Östrogene im Körper.

Die stärkende und gesundheitsförderliche Wirkung konnte z.B. bereits mit täglich 5 g gegessenen Beta(β)-Glucanen nachgewiesen werden. Mit einer täglich verzehrten Menge von 3–4 EL Hafer(-kleie)- und/oder Gerstenflocken, z.B. in einem Müsli oder in einem unserer Rezepte (Seite 120) haben Sie diese immunschützende Wirkung schon fast zur Hälfte erreicht.

Dunkles Brot = Vollkornbrot?
Oft wird »dunkles« Brot (manchmal auch als »Schwarzbrot« bezeichnet) mit Vollkornbrot gleichgesetzt. Das ist nicht immer korrekt.

Östrobolom, Östrogenspiegel und Ballaststoffe

Das Östrobolom wird als eine »Sammlung« von Mikroorganismen bzw. Bakterien beschrieben, die insbesondere im Darm Östrogene bilden und regulieren. Es wird am Kreislauf bzw. Zusammenspiel der Östrogene im Körper beteiligt und beeinflusst scheinbar den zirkulierenden Östrogenspiegel (»hormonelle Balance«) im Blut. Eine optimal zusammengesetzte und optimal gefütterte Bakterienlandschaft im Darm (was durch die Aufnahme vieler Ballaststoffe und vor allem Beta[β]-Glucane erreicht wird) hat Einfluss auf den Östrogenspiegel und unterstützt das Darm-Immunsystem.

Brote werden häufig mit Zuckercouleur gefärbt und erwecken so den Eindruck eines besonders gesunden Brotes. Auch Körnerauflagen auf der Brotkruste sind noch kein Beweis für ein reines Vollkornprodukt. Einzig der Blick auf die Zutatenliste (auf der Packung oder in der Auslage der Bäckerei) verrät die konkreten Inhaltsstoffe. Das Wort »Vollkorn« muss im Zusammenhang mit den verwendeten Getreidesorten auf dieser Liste zu finden sein (z. B. Dinkel-/Roggenvollkorn). Wenn mehr als 80 Prozent der gesamten Zutaten aus Vollkorn bestehen, ist es das gewünschte Produkt. Und Achtung: vollwertig ist nicht Vollwert, ist nicht Vollkorn.

Super gesund: resistente Stärke

Noch weiter in den Mittelpunkt gerückt ist die »resistente Stärke«. Resistente Stärke ist von Natur aus z. B. in Hülsenfrüchten, unreifen Bananen, Cashewkernen und geschrotetem Getreide enthalten. Die täglich empfohlene Menge an resistenter Stärke (>10 g/Tag) ist enthalten z. B. in:

- 4 gekochten und abgekühlten Kartoffeln (eigroß) (Rezepte ab Seite 126) oder
- ½ Portion gegarter Hülsenfrüchte (Seite 120)

Das sind durchaus machbare Portionen. Schwieriger wird es, wenn täglich drei unreife Bananen, 10 EL Haferflocken, 100 g Cashewkerne, zwei großen Portionen gekochter und abgekühlter Naturreis oder gar drei Portionen gekochte und abgekühlte Teigwaren gegessen werden müssten. Nein, so muss das nicht umgesetzt werden, jede einzelne verzehrte Portion dieser wertvollen resistenten Stärke ist optimal für das Immunsystem. Hier werden der gute alte Kartoffelsalat (Seite 113) und die Bratkartoffeln wieder »gesund«. Lassen Sie sich von den Rezepten inspirieren.

Resistente Stärke baut die Darmbakterien auf

Durch das Abkühlen von Kartoffeln, Teigwaren, Reis und anderer stärkereicher Getreideprodukte (z. B. auch bei Pumpernickel) entsteht aus der vorher wasserlöslichen Stärke ein »resistenter« wasserunlöslicher Ballaststoff. Der Prozess beim Erkalten ist eine ungefährliche, chemische Veränderung in der Struktur der Lebensmittel. Resistente Stärke dient nun besonders den Dickdarmbakterien als Futter. Milchsäurebakterien im Dickdarm zersetzen dabei diese neuartige Stärke und ihre daraus gewonnenen Produkte (sogenannte kurzkettige Fettsäuren), wirken entzündungshemmend, reduzieren krebsstimulierende Substanzen und schützen so die Darmwand und damit einen großen Teil des Immunsystems.

Um Ihre täglich verzehrte Ballaststoffmenge zu erhöhen, können Sie im optimalen Fall schrittweise vorgehen, um Beschwerden und einer Verstopfung vorzubeugen. Außerdem ist es wichtig, ausreichend zu trinken (mindestens 1,5 Liter zuckerfreie Getränke am Tag) – so können die Ballaststoffe im Darm gut aufquellen.

Führende Gesellschaften raten zu »Vollkornvarianten« bei Brot, Gebäck, Teigwaren und Reis, bis hin zu täglich gut und gerne 4 bis 5 Portionen von Getreideprodukten, um die gewünschten 30 g Ballaststoffe pro Tag zu erreichen (vgl. Tabelle Seite 66).

Vielleicht erscheint Ihnen das recht viel – mir auch, vor allem, was die Energiezufuhr betrifft. Die Lösung ist: Die empfohlenen Ballaststoffmengen können nicht nur über

Vollkornprodukte aus Getreide erreicht werden, sondern auch über Gemüse, Obst und alle Hülsenfrüchte – und jetzt wird es wieder machbar.

Hülsenfrüchte

Aktuelle Studienergebnisse geben Entwarnung beim Verzehr von Hülsenfrüchten und besonders bei Soja bzw. Sojaprodukten. Das National Cancer Institute (Amerikanisches Zentrum für Krebsforschung) hat schon 2015 bestätigt, dass Sojaprodukte in allen Erkrankungs- und Therapiestadien verzehrt werden können, auch unabhängig davon, ob der Tumor östrogenpositiv (ER-positiv) oder -negativ (ER-negativ) agiert. Die Untersuchungsergebnisse konnten noch nicht einheitlich auf Europa übertragen werden. Isoflavone, die Hormonbestandteile der Sojaprodukte, zeigten bei der Brustkrebsentstehung einen unterstützenden Effekt. So bleibt man zurückhaltend in der Empfehlung.

Untersuchungen zeigten aber auch, dass bei einer Antihormontherapie die Tamoxifen-Wirkung durch haushaltsübliche Portionen von Sojaprodukten und deren Inhaltsstoffe nicht beeinträchtigt wird. Die gute Nachricht für diejenigen, die diese Lebensmittel gerne mögen (und auch alle anderen): Derzeit wird ein täglicher Verzehr von max. 200–400 ml Sojadrink oder 85–160 g Tofu bzw. gekochte Sojabohnen (ca. 12 g Sojaprotein) als unbedenklich definiert. Ideen dafür finden Sie hinten im Rezeptteil (Seite 139).

Einige Studien konnten sogar einen positiven Effekt bei dieser Verzehrmenge nachweisen (das Rezidivrisiko reduzierte sich um 25 Prozent).

Phytoöstrogene – der »schützende« Wirkstoff in Hülsenfrüchten

Der »schützende« Effekt der Hülsenfrüchte wird auf die in ihnen enthaltenen besonderen Pflanzenstoffe, die Phytoöstrogene (meist Isoflavone und Lignane), zurückgeführt. Diese pflanzlichen Östrogene ähneln den weiblichen Hormonen und sie wirken sich in üblich gegessenen Lebensmittelmengen (z. B. auch in 2–3 EL ganzem Leinsamen enthalten) positiv auf den weiblichen Östrogenpool aus.

Nutzen Sie also dieses Potenzial! Rezepte zu leckeren Linsen- und Sojagerichten finden Sie im Rezeptteil.

Gemüse und Obst

Der Trend zur pflanzenbetonten Ernährung bestimmt die Diskussionen – und ist nicht wirklich neu. Die Debatte um die optimalen und empfehlenswerten Portionsmengen erlebt jedoch immer wieder neue Höhen. Von mindestens 2–3 Portionen Gemüse und ebenso vielen Portionen Obst reichen die Vorschläge derzeit bis hin zu mindestens 5–7 Portionen dieser Lebensmittelgruppe pro Tag.

Eine Portion entspricht ungefähr der Menge, die in eine Hand passt. Es scheint nicht wichtig (und es ist noch nicht ausreichend untersucht), ob die jeweiligen Portionen auf einmal gegessen werden oder über den Tag verteilt. Die führenden Institutionen plädieren für eine Verteilung auf die verschiedenen Mahlzeiten des Tages. Wir Ernährungsfachkräfte empfehlen Ihnen, saisonale und regionale Produkte zu wählen und in der Zubereitung vielseitig zu bleiben (gekocht, gedünstet, gegrillt oder auch roh) – Hauptsache kalorienarm und nährstoffschonend.

Gemüse (und Salate), besonders die nicht stärkereichen (siehe unten), gelten als energiearm und dennoch ballaststoff-, vitamin- und mineralstoffreich – wunderbare Eigenschaften für eine optimale Nährstoffversorgung. Brustkrebspatientinnen, die mindestens 4–5 Portionen Gemüse und mindestens 3 Portionen Obst pro Tag verzehrt haben, hatten ein geringeres Risiko einer therapiebegleitenden Erkrankung (Herz-Kreislauf- bzw. Stoffwechselerkrankung).

Diese Gemüse- und Obstmengen kommen mir immer sehr groß vor, ich frage mich dann: Muss das wirklich sein? Die Antwort lautet: Ja. Die in der mediterranen Ernährung verzehrten (stärkearmen) Gemüsemengen von mindestens 3–5 Portionen täglich ergaben in den Studien für Brustkrebsbetroffene ausreichende Beweise dafür, dass deren Rückfallrisiko geringer war. Und diese Portionsmengen sind gut zu schaffen – schauen Sie in die Rezepte (Seite 110).

Stärkearme Gemüsesorten sind: Aubergine, Avocado, Blattsalat, Blumenkohl, Brokkoli, Champignons/Pilze, Fenchel, grüne Bohnen/Buschbohnen, Gurke, Grünkohl, Kohlrabi, Kürbis, Lauch, Möhren, Paprika, Radieschen, Rosenkohl, Rote Bete, Rotkohl, Sauerkraut, Schwarzwurzeln, Sellerie, Spargel, Spinat, Tomaten, Weißkohl, Wirsing, Zucchini, Zwiebel.

Stärkereiche Gemüsesorten sind: weiße Bohnen, Erbsen, Kichererbsen, Kidneybohnen, Linsen, Mais, Maniok, Pastinaken, Saubohnen, Sojabohnen, Süßkartoffeln.

Frisches Obst oder lieber Smoothies?

Was die Auswahl beim Obst betrifft, so möchte ich doch noch ein paar Worte ergänzen: Wegen des raschen Blutzuckeranstiegs und der Insulinantwort werden Smoothies, Obstmus und Säfte weniger empfohlen als die zu kauenden Obststücke. Eine hohe Fruchtzuckermenge durch viel süßes Obst (z. B. mehr als zwei Handvoll Obst pro Tag) zeigt zwar keine offiziellen Nachteile für Ihren Therapieverlauf. Insgesamt aber verursacht eine hohe Aufnahme an Fruchtzucker vor allem durch Säfte, Smoothies und Fruchtmus ein mögliches Ungleichgewicht in der Bakterienzusammensetzung im Darm (und bietet damit weniger Schutz für das Darm-Immunsystem). Und: Wenn Obst isoliert bzw. einzeln als Snack gegessen wird, ist ein starker Blutzuckeranstieg bzw. eine erhöhte Insulinantwort die Folge. Trotz vieler sogenannter Antioxidanzien (z. B. Vitamine A und C sowie Farb- und Geruchsstoffe), die den Stress im Blut reduzieren helfen, wiegt der hohe Zucker- bzw. Fruchtzuckeranteil die Vorteile von Obst nicht komplett auf.

Besonders geeignet und sehr empfehlenswert sind für Sie daher moderate Mengen an Beerenfrüchten, Kirschen und Pflaumen mit ihren wertvollen, darmfreundlichen Schalen, Zitrusfrüchte wegen der ballaststoffreichen Häutchen sowie ungeschälte Äpfel und Birnen mit ihren pektinreichen (wasserlöslichen) Nahrungsfasern.

Milchprodukte

Oft werden Milch und Milchprodukte quasi in einen Topf geworfen. Das ist nicht immer richtig, denn es gibt Unterschiede zwischen Milch und ihren Produkten, die für Ihre Lebensmittelauswahl von Bedeutung sind. Oft raten Ernährungsberater, die die tierischen Lebensmittel in den Fokus nehmen, dazu, »wenig Milch- und Milchprodukte« zu verzehren. Dabei entstehen Bilder im Kopf – okay. In Tipps zur Eiweißauswahl ist dann aber von »viel Proteinen pro Tag bitte« die Rede – und dazu zählen natürlich auch die üblichen Kuh-, Ziegen- und Schafmilchen und -produkte. Verwirrend also. Was stimmt denn nun?

Am besten sind Produkte mit Milchsäurebakterien

Untersuchungen zeigen, dass Naturjoghurt, Dickmilch, Kefir, Buttermilch und Käse in fettarmer Variante (siehe Tabelle Seite 70), genussvoll und täglich in angemessenen Portionen gegessen (bzw. getrunken), optimal für die Eiweißzufuhr sind. Die Milchsäurebakterien dieser Sauermilchprodukte unterstützen besonders den Aufbau und das Gleichgewicht der Darmbakterien und damit das Darm-Immunsystem. Und dieses Gleichgewicht tut Ihnen gut: Die bakterielle Fermentation in der Herstellung scheint negative Immunfunktionen im Körper abzuschwächen. Zusätzlich agieren die Mineralstoffe sowohl in den gesäuerten Produkten als auch in Quark, Frischkäse und Käse als wichtige Co-Faktoren für den Stoffwechsel und weitere Organe, um potenzielle Nebenwirkungen der Tumortherapie (Seite 28) in Schach zu halten.

Käsesorten und Fettgehaltstufen bei Milchprodukten

Milchprodukt	**mager**	**dreiviertelfett**	**vollfett**	**Rahmstufe**	**Doppelrahmstufe**
	unter 10 % Fett	**30 % Fett i. Tr.**	**45 % Fett i. Tr.**	**50 % Fett i. Tr.**	**60–85 % Fett i. Tr.**
Buttermilch	0,1 g				
Naturjoghurt, Dickmilch, Kefir, Skyr	0,5–10 g (1,5 % Fett = 5 g)				
Emmentaler, Gouda, Fol Epi		15 g	25–30 g	35–30 g	bis 45 g
Parmesan, Pecorino, Butterkäse		15 g	bis 25 g	25 g	
Limburger, Harzer Rolle, Romadur	bis 5 g				
Blau-/Weißschimmelkäse		10 g	20 g	25 g	40 g
Quark, Ricotta, Frischkäse, Mascarpone	0,1 g	10 g	10 g	20 g	30 g

Alle Lebensmittel bezogen auf 100 g/ml Milchprodukt bzw. Käse

Milch ist weniger empfehlenswert als Sauermilchprodukte

Milch als Getränk wird häufig in Diskussionen über Brustkrebs und seine Entstehung erwähnt, weil sie in der üblichen 3,5-%-Fett-Variante relativ östrogen- und progesteronreich ist. Fettärmere Milch hingegen liefert weniger Hormonbestandteile, und das scheint Vorteile zu haben, besonders bei hormonrezeptorpositiven Tumorarten. Die meisten Studien zu diesem Thema sind jedoch nicht mit Brustkrebspatientinnen während der Therapie durchgeführt worden, und dieser Aspekt stellt die Aussagen hinsichtlich einer Rückfallprophylaxe durch fettarme Milch natürlich infrage. Viele Untersuchungen und auch Erkenntnisse zu langjährigem Milchverzehr und jenem von fermentierten Milchprodukten, z. B. Naturjoghurt, stammen aus der Forschung um das Risiko, an ER+/PR+ bzw. ER-/PR-Brustkrebs zu erkranken.

Fettarme oder fettreiche Produkte?

Brustkrebsbetroffene, die viele fettreiche Milchprodukte z. B. der Rahm- oder Doppelrahmstufe verzehrt haben, steigerten ihr Risiko für einen erhöhten Blutfettanteil und sogar für einen Rückfall. Patientinnen, die viele fettarme Varianten verzehrt haben, hatten kein erhöhtes Risiko. Wählen Sie also bei Milchprodukten die fettarmen Leckereien, das hat Vorteile für Sie!

Die Fettmenge der Milchprodukte zählt zur Gesamtfettmenge des Tages, die mit einem höheren Rückfallrisiko in Zusammenhang gebracht wird. Die Gesamtfettmenge aller täglich verzehrten Lebensmittel als solche ist jedoch noch ein wenig differenzierter zu betrachten, denn auch die Fettqualität muss in den Blick genommen werden:

Fettreiche Milchprodukte enthalten viele gesättigte Fettsäuren, diese gehen mit einem erhöhten Risiko für eine Krebsentstehung und auch für Rezidive einher.

Ungesättigte Fettsäuren hingegen, die vermehrt in Ölen, Nüssen, Algenöl und Fettfischen vorkommen, gelten als protektiv (= unterstützend) und verhindern Rezidive, weil sie antientzündlich wirken. Wählen Sie also gezielt Lebensmittel mit vielen ungesättigten und weniger gesättigten Fettsäuren.

Fette und Öle

Die Gesamtfettmenge und die Qualität der Fette sind, neben dem Körpergewicht, das bestimmende Thema für Ihre Ernährung. Die Fettmenge insgesamt zu reduzieren hat in Untersuchungen bei Brustkrebsbetroffenen gezeigt, dass diese länger und häufiger rückfallfrei blieben.

Und jetzt bin auch ich oft irritiert: Von offiziellen Seiten werden mitunter – leider eher unkonkret – entweder sehr wenig Fett (6 Prozent Fettanteil an der Gesamtenergiemenge des Tages; d. h. bei 2000 kcal/Tag ca. 13 g Fett, enthalten in z. B. 1–2 EL Öl) oder dann doch sehr hohe Fettmengen empfohlen (bis 35 Prozent Fettanteil an der Gesamtenergiemenge des Tages; d. h. bei 2000 kcal/Tag ca. 75 g Fett, enthalten in ca. 7 EL

Öl). Das ist ein großer Unterschied – was nun? Das »ungesunde« Fett zu reduzieren ist in jedem Fall wichtig. Welches ist das »gesunde«?

Wählen Sie qualitativ hochwertige Fette und Öle

Besonderes Augenmerk wird in der Empfehlung für die Fettauswahl auf den hohen Gehalt an sogenannten ungesättigten Fettsäuren, z. B. in Ölen, Nüssen, Algenöl und Fettfischen, gelegt. Ungesättigte Fettsäuren sind chemisch gesehen Fettbestandteile, die wegen ihrer Struktur (ihres natürlichen Vorkommens) im menschlichen Körper an vielen Reaktionen positiv und aktiv beteiligt sind. Manche diese Fettsäuren können nicht selbst vom Körper hergestellt werden, daher ist es optimal, sie über die Lebensmittel aufzunehmen. Eine Spezies dieser ungesättigten Fettsäuren ist die der Omega-3-Fettsäuren, die nachweislich antientzündlich wirken und damit das gesamte Immunsystem unterstützen. Sie sind besonders in fettreichen Fischen, aber auch in Algenöl so üppig enthalten, dass der Körper davon profitiert. Wählen Sie also viele Öle, Nüsse und auch Fettfische für diese das Immunsystem stärkenden Vorteile.

Ungesund: qualitativ weniger hochwertige Fette und Öle

Sehr wenig und selten gegessen werden sollten Lebensmittel mit sogenannten gesättigten Fettsäuren, z. B. Wurstwaren, Kokos- und Palmfett, Schmalz, fettreiche Milchprodukte und Fertigprodukte (ultra-processed food, Seite 58), die viele dieser Fettsäuren und zusätzlich Transfette enthalten (siehe Kasten). Gesättigte Fettsäuren sind chemisch gesehen Fettbestandteile, die im Körper wegen ihrer Struktur (ihres natürlichen Vorkommens) als Baustoff, aber auch als Depotstoff genutzt werden. Der Körper kann alle gesättigten Fettsäuren selbst herstellen, daher ist es nicht per se notwendig, sie in großen Mengen zu essen. Langjährige Studien ergaben, dass ein Zuviel davon die Zellwände und das Immunsystem schädigen und zu Arterienverkalkung führen kann.

Im Zusammenhang mit den Empfehlungen zur Fettzufuhr werden oft auch konkret Fleisch und Fleischwaren genannt. Besonders der Verzehr von rotem Fleisch, aber

Meiden Sie Transfette oder Transfettsäuren

»Transfettsäuren« sind Fette bzw. Bestandteile, die natürlicherweise z. B. in fettreichen Milchprodukten und Butter, besonders aber, durch technologische Prozesse entstanden, in industriell hergestellten Lebensmitteln vorkommen. Es gibt keinen nachgewiesenen Vorteil für den Körper, der von diesen Fettanteilen ausgeht. Im Gegenteil: Es gibt viele Ergebnisse aus Studien, die einen krank machenden Effekt auf Blutfettspiegel, Blutgefäße und Körperzellen bis hin zur Krebszellentwicklung nachweisen. Transfette müssen auf den Lebensmittelpackungen gekennzeichnet werden als »Fett, gehärtet« oder »Fett, teilweise gehärtet«. Das ist der Hinweis, ein solches Lebensmittel nicht zu wählen.

auch der von roten »ultraprozessierten« Fleischwaren und Wurst (z. B. Salami, Schinkenwurst, Mortadella, aber auch Brat- und Currywurst) wurde als krebszellfördernd beschrieben. Der Genuss von »weißem« Fleisch, sprich Geflügel, scheint weniger bedenklich. Dennoch enthalten die Fettanteile beim Geflügel (z. B. die Haut) auch viele gesättigte Fettsäuren und vor allem Cholesterin. Essen Sie also die fettarmen Geflügelvarianten und lassen Sie die Kruste weg.

Was wissen wir aus Untersuchungen?
Brustkrebspatientinnen, die sich einer Chemo- bzw. Strahlentherapie unterziehen müssen, leiden häufig unter Symptomen, die die Lebensqualität verringern. Betroffene, die moderat, sprich wenig rotes, unverarbeitetes Fleisch (maximal dreimal und < 500 g pro Woche) und vor allem viel weniger Wurstwaren, dabei aber ausreichend »weißes« Fleisch gegessen haben, hatten eine höhere Lebenserwartung. Nutzen Sie diese Chance, essen Sie wenig rotes Fleisch und so wenig wie möglich Wurst.

Alge neben Olive und Raps

Olivenöl ist ein Öl, das seit Jahrhunderten das (Über-)Leben der Menschen rund ums Mittelmeer sichert. Eine Zufuhr von bis zu 3 EL Olivenöl pro Tag kennzeichnet, in vielen Studien nachgewiesen, gesunde Ernährung. Studienergebnisse bei Brustkrebsbetroffenen zeigten, dass eine hohe Gesamtfettzufuhr (egal durch welche Fette oder Öle) u. a. durch den Einfluss auf den Östrogenspiegel das Risiko für Rezidive erhöht. Ein Mehr an Olivenöl erbrachte nicht diese Ergebnisse. Die in nativem Olivenöl (Olivenöl nativ extra, ital. »extra vergine«) enthaltenen ungesättigten Fettsäuren sowie antioxidativen Farbstoffe (Polyphenole) und speziellen Ballaststoffe (Lignane) geben ihm eine positive Sonderstellung unter den empfohlenen Ölen für die Brustkrebspatientinnen.

Rapsöl als das Pendant in den nordischen Ländern konnte die gleichen überzeugenden Ergebnisse liefern. Noch weitere Öle (z. B. Nussöle und Kernöle) enthalten die gewünschten und schützenden ungesättigten Fettsäuren. Viele Empfehlungen sprechen sich für den vermehrten Einsatz von pflanzlichen Ölen aus, obwohl auch die Fettsäuren, die in fettreichen Fischen, z. B. in Heilbutt, Hering, Lachs, Makrele, Rotbarbe, Sardinen und Thunfisch vorkommen, nachweislich entzündungshemmend und immunmodulierend (stabilisierend) sind (Seite 74).

Nachhaltige Alternative zu Fisch: Algenöl
Die Sackgasse in der Nachhaltigkeitsdiskussion um Züchtung und Fangmethoden der Fische weltweit zeigt, dass Algenöl als ein alternatives Lebensmittel der Zukunft für eine antientzündliche Unterstützung des Immunsystems gewertet werden kann. Algenöl enthält, im Gegensatz zu Leinöl oder anderen häufig genannten Ölen (z. B. Traubenkernöl, Schwarzkümmelöl), die bereits aktiven Omega-3-Fettsäuren in großen Mengen. Sie werden so 1 : 1 für das Immunsystem wirksam. Die bisher hochgelobten Öle (z. B. Leinöl) wurden bezüglich dieser Eigenschaften bislang nicht an Brustkrebspatientinnen untersucht und enthalten rein chemisch nur eine Vorstufe dieser immunmodulierenden Fettsäure. Das heißt, sie müssen über viele Enzymreaktionen umgebaut und in riesigen Mengen im Körper aktiviert werden. Das ist im Zusammenhang mit einer Tumortherapie nicht effektiv. Leinöl, Traubenkernöl und Schwarzkümmelöl sind daher weniger empfehlenswert für Sie – genießen Sie lieber großzügig Oliven- und Raps- oder Algenöl.

Nüsse, Samen und Kerne

Täglich 30 g (= 1 Handvoll) ungesalzene Nüsse zu essen ist eine Empfehlung, die sich aus den Leitlinien für die Therapie bei Herz-Kreislauf-Erkrankungen auch für Sie als Brustkrebsbetroffene ergeben hat. Eine erste Untersuchung zum Genuss von Hasel-, Erd-, Para-, Pekan- und Walnüssen sowie Mandeln (sogar mit nur ½ Handvoll Nüsse pro Tag) bestätigt diese Empfehlung auch für Brustkrebspatientinnen: Sie bekamen weniger häufig einen Rückfall. Weiter stellte sich in einem Tierversuch heraus, dass täglich gegessene 50 g Walnüsse (fast 2 Handvoll) schon nach 14 Tagen das Tumorzellwachstum verlangsamen konnten.

Die drei großen Pluspunkte

Nüsse enthalten die wertvollen ungesättigten Fettsäuren. Es sind jedoch nicht nur Haselnüsse gemeint. Sie können die gesunden Fettbestandteile auch in Cashewkernen, Erdnüssen, Pistazien, Macadamia, Mandeln, Para- und Pekan- sowie Walnüssen finden. Eine ganz wunderbare Ergänzung dieser immunmodulierenden Fettsäuren kann im Essen auch über Samen (z. B. Lein-, Hanfsamen und Sesam) und Kerne (z. B. Sonnenblumen- und Kürbiskerne) erreicht werden. Schauen Sie sich dazu in Ruhe unsere Rezepte an.

Und: Sowohl Nüsse, Kerne als auch Samen liefern zusätzlich viele gesunde Ballaststoffe. Ungeschälte Mandeln, aus der Hartschale befreite Walnüsse und auch Haselnüsse enthalten besonders diejenigen Nahrungsfasern, die, von den Dickdarmbakterien optimal als Futter genutzt, das Immunsystem mit regulieren und unterstützen. Als wahre Energiepakete können sie noch mehr (Seite 76).

Ein dritter Pluspunkt liegt in den Vitaminen und Mineralstoffen, die Sie über Nüsse, Kerne und Co. zu sich nehmen. In ihnen stecken Kalzium, Magnesium, in (täglich maximal 2 Stück) Paranüssen das wertvolle Selen, viel Zink und besonders hohe Anteile der sogenannten antioxidativen Vitamine A und E. Daher meine Empfehlung: Nehmen Sie ausreichend Nüsse, Erdnüsse, Walnüsse und Mandeln (und auch die anderen Sorten) in Ihren täglichen Speiseplan auf. Auch hier finden Sie im Rezeptteil viele leckere Gerichte.

Fische und Meeresfrüchte

Über den Fischverzehr wird in Zeiten der Planetary Health Diet heftig und sehr unterschiedlich diskutiert. Viele Ernährungsinstitutionen empfehlen seit Jahren aufgrund der Studien zu Fischen und ihrem hohen und wertvollen Fett-, Protein- und Mineralstoffanteil einen regelmäßigen Verzehr von 1–3 Portionen pro Woche für alle – gesunde wie kranke Menschen. Besonders gesund ist der Genuss von fettreichem Seefisch wie z. B. Hering, Lachs und Makrele mit ihrem hohen Anteil an Omega-3-Fettsäuren und deren antientzündlicher Wirkung. Fettreiche Fische werden auch in der mediterranen Ernährung häufig gegessen. Als wichtiger Bestandteil der Mittelmeerkost sorgen sie mit für die Stärkung des Immunsystems.

Problem Fisch

Überfischung, Zucht- und Fangmethoden sowie Fütterung und Mikroplastikbelastung stehen in der Kritik – also müssen wir nicht nur die ernährungsphysiologischen Aspekte als Entscheidungskriterien heranziehen. Auch mir als Diätassistentin fällt eine eindeutige und optimale Positionierung schwer.

Experten aus der Forschung für Klima und Nachhaltigkeit, von der Umweltschutzorganisation WWF und den Verbraucherzentralen sprechen sich für nur eine Fischportion pro Woche (in Deutschland) aus, dabei sollte beim Einkauf auf Bio- und Umweltsiegel geachtet werden. Dies würde für Sie als Brustkrebsbetroffene natürlich bedeuten, dass Sie über diese doch eher kleinen Fischmengen nicht alle erforderlichen immunwirksamen Omega-3-Fettsäuren erhalten. Manche Patientinnen überlegen dann, entsprechende Nahrungsergänzungsmittel zu nutzen (Seite 51). Allgemein wird auch die Verwendung von Algenöl (Seite 73) empfohlen, um die gewünschten Effekte der »marinen« (vom Meer kommenden) Fettsäuren zu genießen. Zu konkreten Mengen und der Regelmäßigkeit für den Verzehr von Meeresfrüchten gibt es derzeit auch (noch) keine konkreten Empfehlungen.

Alkohol

Es gibt keinen mir bekannten seriösen Ratgeber, der den Genuss von Alkohol für Sie als Brustkrebsbetroffene offiziell empfiehlt. Und das ist gut so. Auch im vorliegenden Buch werden Sie nichts Gegenteiliges erfahren. Aber: Es lohnt sich, das Thema anzusprechen. Es entspricht auch der Realität in meinen Beratungen, alkoholische Getränke nicht aus den Diskussionen auszuklammern. Zum einen gehört der Genuss von Wein, Bier oder Sekt für viele Menschen zur Lebensqualität dazu (»ab und zu mal ein wenig Alkohol kann doch nicht schaden«). Und: Die vielfach empfohlene mediterrane Ernährung wäre nicht die gleiche Kostform ohne Rotwein. Wie also soll es gehen?

Was sagen offizielle Stellen?

Ernährungsinstitutionen sprechen sich in ihren Leitlinien für einen weitgehenden Verzicht aus: »Trinken Sie möglichst wenig oder keinen Alkohol.«

Für Brustkrebsbetroffene gibt es keine eindeutigen wissenschaftlichen Beweise, dass bestimmte Alkoholmengen Rezidive verhindern helfen oder aber im Gegenteil fördern. Alkohol hat jedoch Einfluss auf die Östrogenproduktion und -regulation, und wie Sie wissen, ist ein hoher Östrogenspiegel mit einem erhöhten Rezidivrisiko verknüpft.

Das Risiko durch den Alkoholkonsum steigt dosisabhängig. Es gibt keine »sichere« Dosis, die risikoerhöhend oder -vermindernd wirkt. Daher können nur begrenzte Schlussfolgerungen gezogen werden.

Im individuellen Beratungsgespräch werden Sie, auf liberale Leitlinienempfehlungen gestützt, mitunter die Information erhalten, ein »Schwellenwert« sei maximal 10 g Alkohol pro Tag für Frauen (z. B. enthalten in ¼ l Bier, 125 ml Wein oder 30 ml Weinbrand. Mindestens zwei alkoholfreie Tage pro Woche scheinen, so zeigen Studien, die gesund erhaltende Ernährung zu unterstützen. Befragen Sie in jedem Fall auch Ihren Arzt oder Ihre Ärztin dazu. Meine Empfehlung für Sie: Jedes Glas Alkohol ist eines zu viel, die Leber hat mit Medikamenten und Therapie genug zu tun.

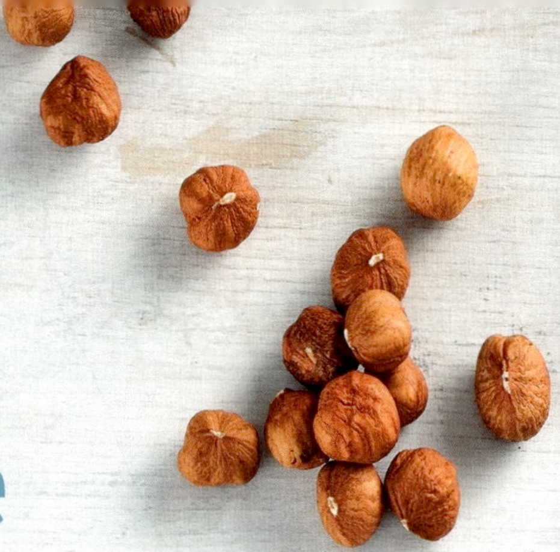

Mandeln und Co. – die Energiepakete

Ihr tägliches »Must-have«: eine Handvoll Nüsse, Mandeln, Walnüsse, Samen und Kerne. Mit all ihren Nährstoffen, z. B. optimalen Fettsäuren, hochwertigen Vitaminen und wirkungsvollen Mineralstoffen bezeichne ich sie gerne als Energie- bzw. Kraftpakete.

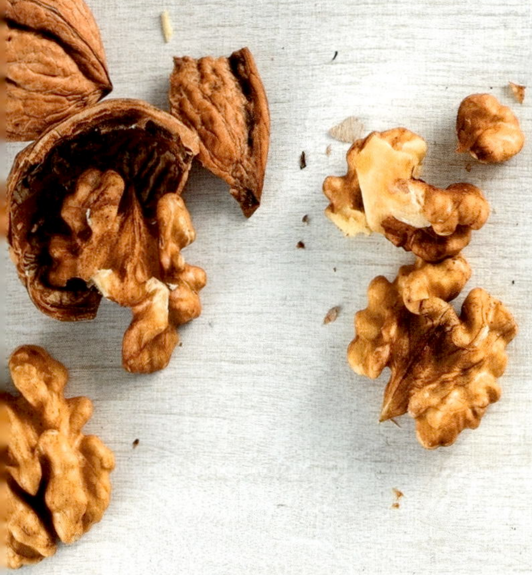

Haselnüsse liefern enorm viel zellschützendes Vitamin E – als »Radikalfänger« ein wichtiger Immunbooster. Mit großen Mengen an B-Vitaminen, aber auch Mineralstoffen wie Kalium, Kalzium, Magnesium, Phosphor und Eisen halten sie Gehirn und Darm optimal auf Trab.

Walnüsse enthalten neben den wertvollen essenziellen (lebensnotwendigen) Fettsäuren weitere immunwirksame Substanzen. In einem Tierversuch stellte sich heraus, dass diese Stoffe mit täglich gegessenen 50 g Walnüssen (fast 2 Handvoll) schon nach 14 Tagen ein Tumorzellwachstum verlangsamen konnten.

Mandeln sind ungeschält besonders gute Lieferanten derjenigen Nahrungsfasern/Ballaststoffe, die, von den Dickdarmbakterien optimal als Futter genutzt, das Immunsystem mit regulieren und unterstützen. Mit ihren hohen B-Vitamin-Anteilen empfehle ich sie zusätzlich als eine prima »Nervennahrung«.

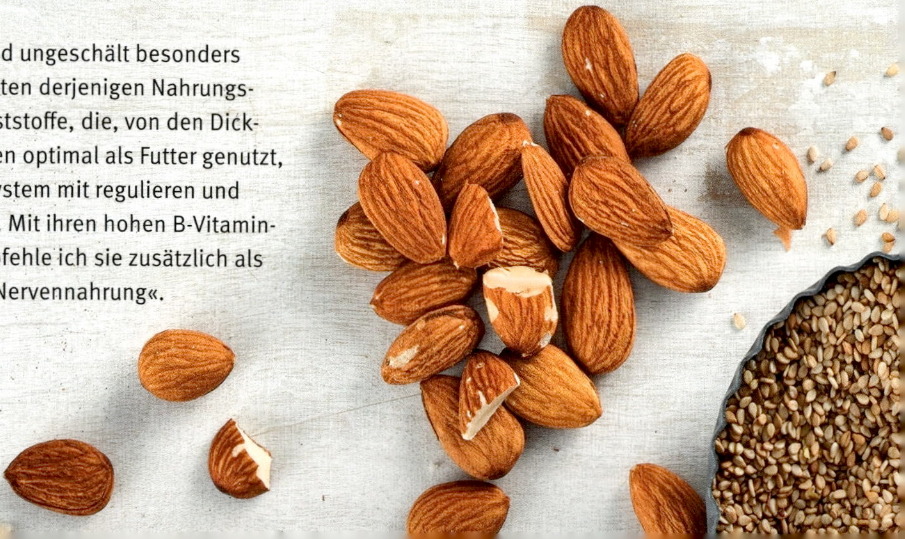

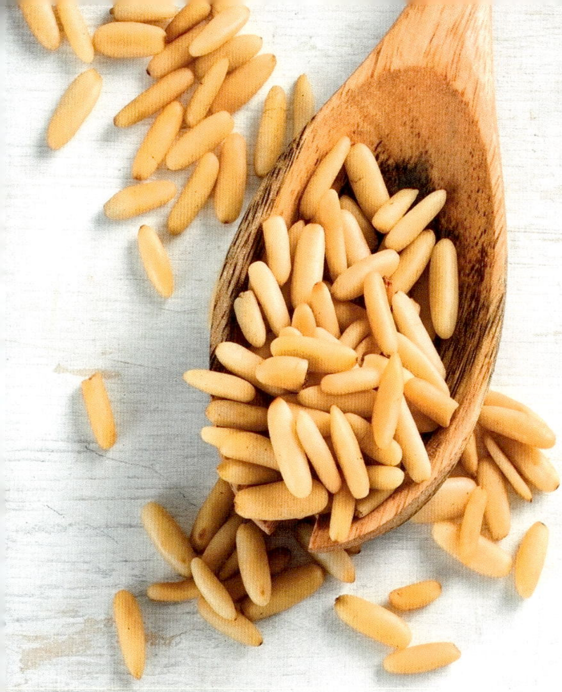

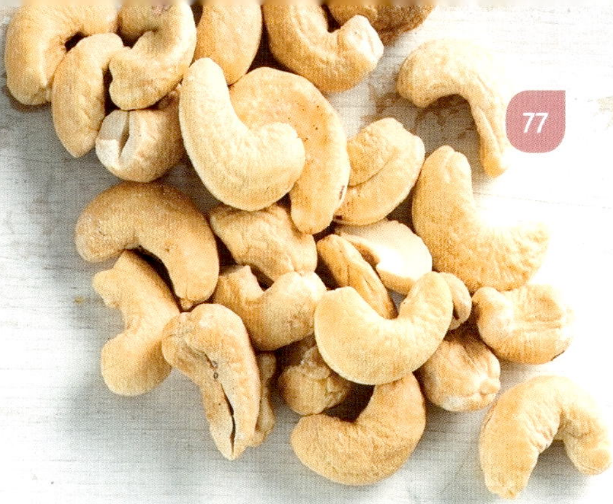

Cashewkerne sind **die** Eiweißlieferanten unter den Nüssen und Samen. Sie spenden wertvolles Tryptophan – das hellt Ihre Stimmung auf. Zusätzlich unterstützen sie einen geregelten Schlaf-Wach-Rhythmus durch einen hohen Anteil an B-Vitaminen, Kalzium und Magnesium.

Pinienkerne Verlangsamen durch den hohen Gehalt an Folsäure und Selen den Alterungsprozess von Zellen und schützen durch das in ihnen enthaltene Vitamin B_1 Ihre Haut, Ihre Haare und Nägel – ein Frauenthema in jedem Alter. Als fester Bestandteil der mediterranen Küche bekannt, stärken sie zusätzlich das Immunsystem durch viel Selen und Zink.

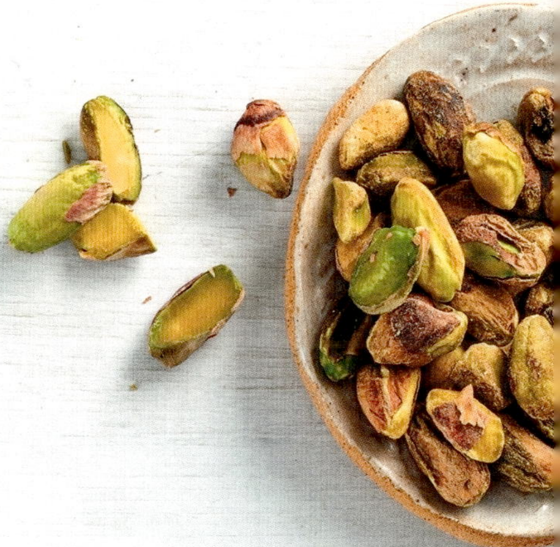

Pekannüsse gehören zur Walnussfamilie und liefern wichtiges Magnesium, Kalzium, Eisen und besonders Selen.

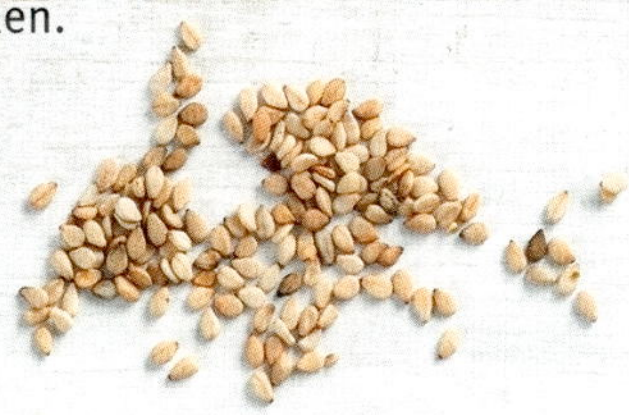

Kürbiskerne und weitere Saaten bzw. Kerne wie Leinsamen, Hanfsaat, Flohsamen, Sonnenblumenkerne, Sesamsaat, Chiasamen und Pistazien liefern viele Mineralstoffe, besonders Magnesium, Zink und Eisen. Ihre effektiven essenziellen Fettsäuren sind zusätzliche Booster für ein gesundes Herz-Kreislauf-System.

Tipp Nehmen Sie ausreichend Nüsse, Erdnüsse, Walnüsse und Mandeln (und auch die anderen Sorten) in Ihren täglichen Speiseplan auf. Im Salat, zum Gemüse und einfach zum Knabbern dienen sie Ihnen als Kraftpakete. Übrigens: Der Fett- und damit Energiegehalt von Nüssen, Mandeln, Samen und Kernen ist kein Grund zur Sorge: Der Genuss der täglich empfohlenen 1–2 Handvoll führt alleine nicht zu einer nennenswerten Gewichtszunahme.

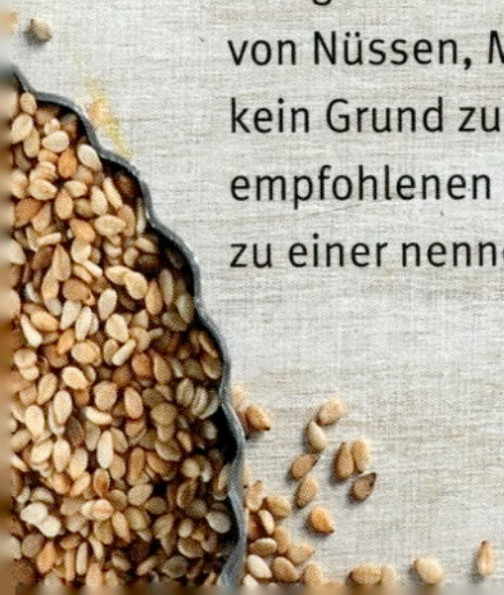

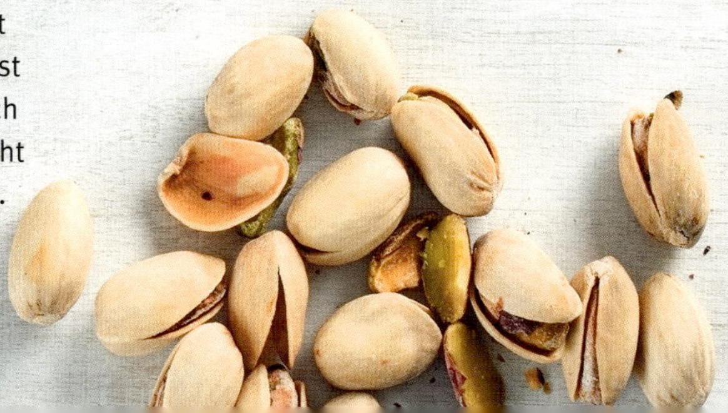

Wie Bewegung bei Brustkrebs helfen kann

Integrieren Sie Sport und Bewegung in Ihre Therapie, Sie stärken damit Ihr Immunsystem.

Sitzen ist das neue Rauchen – zugegeben: Diesen Satz können wir alle schon nicht mehr hören. Und dennoch stimmt er. Wer sich nicht (oft) genug bewegt, riskiert entzündliche Strukturen im Körper, was wiederum Effekte der Tumortherapie verringert und Tumorwachstum und Metastasenbildung unterstützt. Die wissenschaftliche Erkenntnis, dass sich Bewegung positiv auf die Prognose des Brustkrebses auswirkt, gibt es schon länger als für andere Tumorarten, so das Deutsche Krebsforschungszentrum (DKFZ).[1]

Körperliche Aktivität stärkt Ihre Abwehrkräfte

Ein Bericht des DKFZ aus dem Jahr 2022 über körperliche Aktivität bei einer Tumorerkrankung bestätigt, dass das Immunsystem durch Bewegung und Sport gestärkt wird – das allein ist schon ein Argument. Mögliche Krankheits- und Behandlungsfolgen, so das DKFZ, könnten durch gezielte Übungen und Krankengymnastik vermindert oder ganz vermieden werden.[2] Dazu werden einige Beispiele aufgeführt:

Krankheitsbedingte Einschränkungen der Beweglichkeit ließen sich verhindern oder zumindest lindern. (Dies habe ich bei einigen meiner Patientinnen feststellen können. Manche litten während der Antihormontherapie an verstärkten Gelenkschmerzen mit einer Bewegungseinschränkung. Durch körperliche Aktivität konnten diese Beschwerden gelindert werden.)

Und möglicherweise, so der Bericht weiter, verschafften gezielte Bewegungsübungen sogar Linderung bei neuropathischen Beschwerden (Nervenschmerzen), die Krebspatienten nach manchen Formen der Chemotherapie quälen können.

Generell wird festgestellt, dass körperliche Aktivität sich insgesamt positiv auf den Gesundheitszustand auswirkt. Bewegung bringe das Herz-Kreislauf-System in Schwung, helfe, das Körpergewicht zu regulieren, festige die

1 dkfz. Deutsches Krebsforschungszentrum – in der Helmholtz-Gemeinschaft;
2 Krebsinformationsdienst des Deutschen Krebsforschungszentrums, www.krebsinformationsdienst.de

Knochen und baue Muskeln auf. Das unterstütze dabei, belastende Behandlungen besser zu verkraften und sich nach einer Therapie schneller zu erholen.

Andere Untersuchungen konnten außerdem zeigen, dass mindestens 300 Minuten Sport pro Woche nach der Diagnose »Brustkrebs« helfen, Rückfälle und Metastasen zu verhindern. Die derzeit aktuelle Leitlinie (2021) zur »Früherkennung, Diagnostik, Therapie und Nachsorge des Mammakarzinoms« empfiehlt, dass Sie als Brustkrebspatientin auf die positiven Eigenschaften von körperlicher Aktivität während Ihrer Tumortherapie unbedingt hingewiesen werden sollen. Sie haben damit eindeutige Vorteile, so der eindeutige Tenor der Expertinnen und Experten.

Länger leben durch Bewegung und Sport

Sie verbessern Ihre Prognose bereits mit zwei bis drei Stunden zügigem Spazierengehen pro Woche deutlich. Mehr Bewegung und körperliche Aktivität senken die Ausschüttung von Hormonen und Entzündungsmarkern. Das erhält oder fördert ein optimales Körpergewicht für die Brustkrebsbetroffenen und vermindert entzündungsförderliches Fettgewebe.

Aber nicht nur das Körpergewebe wird durch Sport positiv beeinflusst. Nebenwirkungen wie Fatigue (Erschöpfung) und Angstzustände lassen sich damit regulieren, erhöhte Laborwerte bessern sich.

Besonders nach operativen Eingriffen und während bzw. nach der Chemotherapie verhindern Bewegung und Sport Ihren Muskelabbau, Einschränkungen/Verkürzungen Ihres Körper- und Muskel- und Sehnengewebes sowie Stauungen im Lymphabfluss.

Wozu Sportwissenschaftler*innen raten

Auf die Frage nach geeigneten Sportarten für Brustkrebsbetroffene antworten Physiotherapeut*innen und Sportwissenschaftler*innen unterschiedlich. Einige wenige sind strikt gegen Sport bei den betroffenen Frauen, besonders in Phasen während der Therapien, andere wiederum unterstützen Kraft-Ausdauer-Sport und Muskelaufbau.

Bestimmt stellen auch Sie sich die Frage: Soll ich mich besser schonen oder doch bewegen? Darauf gibt es eine eindeutige Antwort: Das kann man so nicht sagen, es ist individuell unterschiedlich. Was heißt das nun für Sie?

Wichtig, so eine spezialisierte Physiotherapeutin, ist das jeweilige Stadium, in dem Sie sich als Brustkrebspatientin befinden. Z. B. wird von Bewegungsexper*tinnen nach Operationen viel Aufmerksamkeit auf die »Narbenarbeit« gelegt. Während und nach Chemotherapien unterstützt die Physiotherapie u. a. das Bekämpfen von Fatigue, verbessert die Fitness und beugt mit speziellen Übungen Empfindungsstörungen in den Händen und Füßen vor. Den Lymphabfluss durch Lymphdrainage zu gewährleisten, ist dann wichtig, wenn es bei Operationen in Lympharealen größere Gebiete betrifft, die regenerieren müssen.

Geeignete Bewegungs- und Sportarten

Radfahren, Nordic Walking, Wandern, Schwimmen und in manchen Fällen auch Wassergymnastik sind Sportarten, die Ihnen als Brustkrebsbetroffene z. B. in den »Blauen Ratgebern« der Stiftung Deutsche Krebshilfe und Deutschen Krebsgesellschaft empfohlen werden.

Spezielle Empfehlungen der Physiotherapeutin

- Trainieren Sie im Rahmen Ihrer Bewegungsarbeit die sogenannte »Aufrichtung« besonders effektvoll. Das heißt, wenn Sie die Brustwirbelsäule und die Schultern stärken, üben Sie den aufrechten Gang. Eine aufrechte Haltung scheint bei vielen Patientinnen, besonders nach Operationen, nicht mehr selbstverständlich: Um intuitiv ihren sensiblen Brustbereich zu schützen, beugen sie sich unbewusst ein wenig (zu weit) nach vorne.
- Behandeln Sie Schulter- und Armbereich gut, sie müssen manchmal entlastet werden.
- Bringen Sie Ihre Hüftgelenke in die Streckung, das hilft, nicht zu sehr ins Hohlkreuz zu gehen und die Bauchmuskulatur mitzutrainieren.
- Trainieren Sie eine ruhige und regelmäßige Atmung, das sorgt für eine gute Belüftung und stützt die Aufrichtung, die durch das (unbewusste und brustschützende) Nach-vorne-Beugen verloren gehen könnte.
- Dehnungen der Sehnen und Muskeln beugen Gelenkschmerzen vor, die besonders bei einer Antihormontherapie auftreten können.

Tanzen und Musizieren sind ebenfalls auf der Agenda für Brustkrebspatientinnen. Sie regen durch die Bewegungsabfolgen und notwendige Koordinationsleistungen Arm-, Schulter- und Handareale mit den Muskelpumpen an, verbessern den Lymphabfluss und stärken die Muskulatur.

Tai Chi oder Yoga sind hoch im Kurs, weil es manchmal gut ist, mit kleinen und leichteren Sport- bzw. Bewegungseinheiten zu beginnen, z. B. nach einer Chemotherapie. Besonders Walking und Yoga konnten das Fatigue-Syndrom deutlich reduzieren.

Sportarten, die mit den Händen und als Schläge ausgeführt werden, z. B. Tennis und Badminton, sind nach Operationen nicht verboten. Die Empfehlungen lauten: herantasten und gegebenenfalls beidhändig spielen.

Sportarten mit viel Körperkontakt oder langen statischen Übungen scheinen anfänglich weniger empfehlenswert, weil sie die Knochen sehr belasten und den Lymphabfluss behindern könnten. Alle Sportarten sind grundsätzlich möglich, so die Expert*innen. Gehen Sie sie behutsam und gerne auch in Begleitung an, dann profitieren Sie davon.

Aber das Allerwichtigste ist natürlich: Üben Sie die Sportart aus, auf die Sie Lust haben und die Ihnen am meisten Spaß macht – das erhöht Ihre Lebensqualität entscheidend und weckt neue Energien.

Verschiedene Ernährungsformen im Vergleich

Ernährung kann nachweislich Ihre Krankheit, besonders während einer Therapie, beeinflussen. Welche unter den vielen möglichen Kostformen für Brustkrebspatientinnen ist für Sie am besten geeignet?

Bei der Suche im Internet zeigt sich: Es gibt mehr als zwei Millionen Treffer zum Thema »Brustkrebs und Ernährung«. Sicher fragen Sie sich, welche Ernährungsform welchen (bestenfalls wissenschaftlich bewiesenen) Benefit für Sie hat. Hier werden die wichtigsten vorgestellt

Neu: die modifizierte mediterrane Ernährung

Die mediterrane Ernährung ist seit Jahren in aller Munde und viele Studien haben ihre gesundheitsförderliche Wirkung nachgewiesen. Sie bildet die Basis der Empfehlungen für die moderne Ernährungstherapie für Brustkrebsbetroffene.

Studienergebnisse bei Patientinnen in Therapie zeigten: Mit der Umstellung auf mediterrane Ernährung ist ein Leben ohne Rückfall wahrscheinlicher. Bei vielen Inhaltsstoffen der Lebensmittel in der mediterranen Ernährung wurde deren bioaktive, immunsystemmodulierende und krebshemmende Wirkung bereits nachgewiesen, z. B. Ballaststoffe in Gemüse und Getreiden zur Optimierung des Blutzucker- und Insulinprofils und als Darmbakterienfutter, Farb- und Geruchsstoffe in Gemüse und Obst und die immunregulierenden Fettsäuren in Ölen, Nüssen und Fischen.

In einer aktuellen Studie wurde nachgewiesen, dass die konsequente Umstellung auf die mediterrane Kost die Körperzusammensetzung der Brustkrebspatientinnen ebenso wie das antioxidative, immunsystemstärkende Potenzial im Blut verbesserte. Der Insulinspiegel wurde gesenkt und die Patientinnen konnten ggf. Gewicht reduzieren.

Mit den Erkenntnissen aus den Studien wurde die Mittelmeer-Diät nun modifiziert und weiterentwickelt (siehe Kasten Seite 82).

Die modifizierte mediterrane Ernährung enthält mit der Aufwertung der Gemüse-

Modifizierte mediterrane Ernährung

Die bislang übliche Mittelmeer-Diät beinhaltet Gemüse, Hülsenfrüchte, Salat, Obst, Knoblauch, Milch(-produkte), Fisch, Fleisch, Olivenöl, Nüsse und Rotwein.

Die Modifikation sieht nun vor:

- (noch) mehr Gemüse und Salate,
- große Portionen von Hülsenfrüchten,
- in der Getreideauswahl mehr Vollkorn,
- Milchprodukte, Fleisch, Geflügel und Ei als fettarme Varianten, auch in der Zubereitung, und
- viel Olivenöl.

und Hülsenfruchtportionen auch einen Mehranteil an Kohlenhydraten. Achtsame Leserinnen überlegen nun, ob das dem Gedanken der ebenfalls seit Jahren empfohlenen »Low Carb«-Ernährung widerspricht – ja, tut es, und auch wieder nicht. Warum?

Bekannt: die Low-Carb-Ernährung

Ob nun kohlenhydratarm oder -reich essen gesünder ist, darüber streiten sich seit Jahren die Geister. Die Low-Carb-Ernährung ist im Grunde keine neue Erfindung. Diäten mit einem niedrigen Kohlenhydratanteil (low carbohydrates, kurz: »low carb«) gibt es schon lange. Eine der bekanntesten (und ältesten) ist die Atkins-Diät. In der Zwischenzeit wurde die LOGI-Methode (LOGI: low glycemic and insulinemic diet) veröffentlicht und mittels vieler Studien als eine der möglichen Kostformen zur Gewichtsreduktion bei Frauen allgemein bestätigt.

Zentrales Element der Low-Carb-Kost ist die Blutzuckerwirksamkeit der verzehrten Kohlenhydrate. Wenig(er) Kohlenhydrate im Essen insgesamt bedeuten konkret wenig(er) Potenzial zur Blutzuckererhöhung. Die Körperzellen gehen bei einem niedrigen Insulinspiegel in einen Fettverbrennungsmodus, der das Gewicht effektiv reduziert. Das mag verwirrend klingen, klappt aber biochemisch im Körper tatsächlich. Wenn Sie weniger Kohlenhydrate essen bzw. trinken und im Kilokalorien-Soll sind, verbrennt Ihr Körper Fett – das ist gesund und wirkungsvoll.

Widerspruch – ja oder nein?

Das Mehr an Kohlenhydraten in der modifizierten mediterranen Ernährung ist eines, das zusammen mit viel mehr Gemüse keine Blutzuckererhöhung auslösen kann. Zudem wird mit der Empfehlung, bei Getreide(-produkten) auf die Vollkornvarianten zu setzen, die Blutzuckerwirksamkeit berücksichtigt. Ballaststoffe dieser Kategorie sind unverdaulich und erhöhen den Blutzucker nicht oder nur wenig. Hier gibt es keinen Widerspruch zwischen der modifizierten Mittelmeer-Kost und einer Low-Carb-Ernährung.

Der Einwand ist jedoch dann berechtigt, wenn es um die größeren Portionen aus stärkereichen Kohlenhydraten z. B. durch Hülsenfrüchte geht. Linsen, Erbsen und Co., in großer Portion verspeist, können eine Blutzuckererhöhung auslösen. Die gute Nachricht: Unverdauliche Ballaststoffe in den Randschichten der Hülsenfrüchte und die in der Regel in Kombination dazu gegessenen proteinreichen Lebensmittel (mit vielen Nüssen) mindern einen Blutzuckeranstieg. Kombinieren Sie also »stärkereiche« Kohlenhydrate immer mit viel Eiweiß.

Die Lebensmittelauswahl in der Low-Carb-Ernährung mit insgesamt wenigen (nach Stärkeanteilen differenzierten) Kohlenhydraten ermöglicht gleichzeitig einen höheren Anteil an sättigenden Eiweißen z. B. aus Eiern, fettarmen Milchprodukten und Geflügel. Dies ist auch hilfreich im Zusammenhang mit Ihrem Gewichtsmanagement.

Speziell für Brustkrebspatientinnen gibt es derzeit keine wissenschaftlichen Nachweise, dass die Lebensmittelauswahl über Low Carb besser geeignet wäre als die modifizierte mediterrane Ernährung. Wählen Sie daher nach Ihren Vorlieben aus.

Diskutiert: die ketogene Ernährung

Eine sehr stark kohlenhydratreduzierte Lebensmittelauswahl wird als »ketogene Ernährung« bezeichnet. Die Kostform hat ihren Ursprung bereits in der Frühzeit des Menschen, als stärkereiche Lebensmittel generell knapp waren.

Wenn der Körper kaum oder nur wenig Kohlenhydrate zur Verfügung hat, greift die Leber zur Energiegewinnung auf Fettdepots zurück und bildet aus den Fettsäuren einen »Glucoseersatz«, die »Ketonkörper«. Diese gelangen über die Blutbahn u. a. ins Gehirn und können von dort zur Energiegewinnung genutzt werden. Menschen, die sich ketogen ernähren, wählen also große Portionen von Fetten, dazu große Mengen von wertvollen Proteinen und verzichten so weit wie möglich auf Kohlenhydrate.

»Erlaubte« Lebensmittel in der ketogenen Ernährung

- Fleisch und Geflügel jeder Art, Wurstwaren
- fettreicher Fisch
- Eier
- fettreiche Milchprodukte
- Nüsse, Samen und Kerne
- Öle

Zusätzlich können alle Gewürze und Kräuter sowie in sehr kleinen Portionen stärkefreie Gemüsesorten wie Zwiebeln und Avocado gegessen werden.

»Nicht erlaubte« Lebensmittel in der ketogenen Ernährung

- stärkereiches Gemüse (z. B. Kartoffeln, Pastinaken)
- Hülsenfrüchte
- Getreide jeder Art
- Obst(-säfte)
- Zucker, Honig, Marmelade
- Alkohol
- Süßigkeiten und »ultra-processed food« (Seite 58)

Der Kohlenhydratanteil und die Auswahl entsprechender Lebensmittel sind ein viel diskutiertes Thema. Weniger Kohlenhydrate in der Ernährung verbessern zum einen das Blutzucker- und Insulinprofil, und das unterstützt die Fettverbrennung und Gewichtsabnahme. Diskutiert wird in der ketogenen Ernährung zum anderen über die Wirksamkeit von dabei entstehenden Ketonkörpern: Zu viel Traubenzucker stärke das Wachstum von Tumorzellen und Metastasen, aus Fett gebildete Ketonkörper hingegen verhinderten dieses. Wissenschaftler konnten jedoch aufzeigen, dass Tumorzellen und auch Metastasengewebe äußerst flexibel reagieren und zum Überleben und für ihren eigenen Stoffwechsel tatsächlich doch auch Ketonkörper heranziehen können.

Wichtig zu wissen

Es gibt derzeit keinen seriösen Nachweis darüber, dass eine ketogene Ernährung die Wirksamkeit einer Chemo- oder Strahlentherapie bei Brustkrebsbetroffenen optimiert. Im Gegenteil: Häufig wird der individuelle Nährstoffbedarf an Kohlenhydraten, Proteinen und Fetten nicht adäquat eingeschätzt und damit ein Nährstoff- und Energiemangel riskiert.

Offen diskutiert werden muss auch, ob diese Kost für Sie als Brustkrebspatientin im Alltag umsetzbar ist. Denn unnötig strenge Ernährungsregeln und soziale Einschränkungen beeinflussen den Therapieprozess negativ – das schildern mir betroffene Frauen, die sich ketogen ernähren, häufig.

Ohne eine qualifizierte Ernährungsfachkraft, die Sie über mögliche Chancen, aber auch Risiken informiert, sollten Sie als Brustkrebspatientin diese Kostform nicht verfolgen. Aktuell kann diese von Anhängern der ketogenen Ernährung erbrachte Begründung der quasi »Metastasen verhindernden Wirkung« so nicht aufrechterhalten bleiben. Kurz: Für Brustkrebspatientinnen ist die ketogene Ernährung keine adäquate Ernährung.

Immer noch aktuell: Low Fat

Die Deutsche Gesellschaft für Ernährung (DGE) mit den 10 Regeln der DGE, die ursprüngliche Brigitte-Diät und viele weitere auch heute noch bekannte Kostformen basieren auf dem Gedanken, möglichst wenig Fett zu essen (< 30 Prozent Fett bezogen auf die Gesamtenergiemenge des Tages, bei 70 kg und Normalgewicht: max. 64 g Fett). Eine hohe Fettzufuhr mache dick und krank. Die Folge, wenn wenig Fett gegessen wird, ist eine hohe Zufuhr an Kohlenhydraten und Proteinen – was sonst.

Die Lebensmittelauswahl derer, die diese Low-Fat-Ernährungsform optimal anwenden, besteht vornehmlich aus Gemüse, Salaten, Hülsenfrüchten, Obst und Vollkornprodukten. Zusätzlich werden fettarme Milchprodukte, Eier, fettarmes Fleisch und Geflügel sowie Fisch gewählt. Besonderes Augenmerk wird auf die fettarme Zubereitung gelegt, ebenso wie auf das Weglassen von (häufig fettreichen) hochverarbeiteten Lebensmitteln (Seite 58). Diese Kostform entspricht mit ihrer Lebensmittelauswahl derjenigen, die in Studien bei Brustkrebsbetroffenen das rückfallfreie Überleben unterstützen konnte.

Was nun – Low Carb oder Low Fat? Beide Ernährungsformen (korrekt umgesetzt) konnten nachweisen, dass Sie damit als Brustkrebsbetroffene besser durch die Therapiezeit kommen. In meinen Beratungen mit den Betroffenen suche ich nach deren Vorlieben und nach Möglichkeiten, die jeweilige Kostform möglichst lange und im Alltag optimal (mit Beruf, Familie etc.) umzusetzen. Erst dann fällt die Entscheidung.

Die Zukunft: pflanzenbetonte Ernährung

Eine Ernährung, die reich an Obst, Gemüse, Hülsenfrüchten, Nüssen, Kernen, Samen und Getreideprodukten ist, zeigt bislang in allen Untersuchungen einen überaus positiven Effekt auf die Gesundheit und die Überlebensquote von Brustkrebsbetroffenen.

Und was genau heißt jetzt »reich an«? Es werden täglich 5–7 Portionen Gemüse, Salate und Obst empfohlen, wobei der Gemüseanteil deutlich überwiegt (eine Portion entspricht dabei ungefähr einer Handvoll).

Auffallend ist, dass die vegane Ernährung derzeit eine starke Aufwertung erfährt. Zugegeben, der Gedanke, Lebensmittel und Speisen mit vielen wertvollen krebshemmenden Pflanzenfarb- und -geruchsstoffen, antientzündlichen pflanzlichen Fettbestandteilen und effektivem Darmbakterienfutter zu bevorzugen, ist durchdacht. Das Vermeiden von (rotem) Fleisch und der Verzicht auf Wurstwaren vermindern die Zufuhr von potenziell krebserregenden Stoffen. Wenn wir keinen Fisch (mehr) essen, schützen wir Umwelt und Meere.

Mehr als die Hälfte aller Vegetarier in Deutschland behalten Milchprodukte (»lakto«) und Eier (»ovo«) im Speiseplan. Ihr Argument: Hierbei müssen die Tiere für den Verzehr nicht getötet werden bzw. sterben – ein ethischer Gedanke.

Gesund und abwechslungsreich: ovo-lacto-vegetabile Kost

Studien, die diese Lebensmittelauswahl untersuchten, bezogen sich überwiegend auf das Risiko, an Brustkrebs zu erkranken, nicht auf die Zeit und Therapie nach der Diagnose. Eine sogenannte »ovo-lakto-vegetabile Kost« (bestehend aus Gemüse, Obst, Hülsenfrüchten, Nüssen, Kernen, Samen und Getreide plus Milchprodukten und Eiern) trifft im Kern auch die Empfehlungen und Ergebnisse, die im Rahmen der modifizierten mediterranen Ernährung sowie bei der Low-Carb- und Low-Fat-Ernährung dargestellt sind. Es gibt also gute Argumente für eine ovo-lakto-vegetabile Ernährung für Sie als Brustkrebspatientin.

Dennoch spreche ich auch mit vielen Frauen, die sich mithilfe einer veganen Ernährung eine bessere Therapieverträglichkeit und eine Heilung im Kampf gegen den Krebs versprechen. Fakt ist leider: Bislang zeigt keine Untersuchung diese gewünschten Ergebnisse.

Muss eine vegane Ernährung sein?

Fettarme Milchprodukte und fettreicher Fisch werden im Rahmen einer pflanzenbetonten Lebensmittelauswahl als positiv für Brustkrebsbetroffene gewertet. Es ist also nicht notwendig, dass Sie ausschließlich pflanzlich, sprich vegan, essen. Eine pflanzenbasierte Ernährung mit einem geringeren Anteil an tierischen Lebensmitteln verhindert am ehesten Rezidive. Vegane Gerichte hingegen in den täglichen Speiseplan einzubauen ist prima. Schauen Sie dazu in den Rezepten nach, es ist für alle etwas dabei.

Zu den Rezepten

Rohrohrzucker und in vielen Fällen Honig als Süßungsmittel sind in kleinen Mengen völlig ausreichend. Die (langfristigen) Wirkungen von »neuartigen« Süßungsmitteln kennen wir bisher nicht, daher empfehle ich sie nicht.

Die Rezepte sind ohne Proteinkonzentrate erstellt. Befragen Sie, falls Sie eine Ergänzung durch Proteinpulver in Erwägung ziehen, qualifizierte Ernährungsfachkräfte.

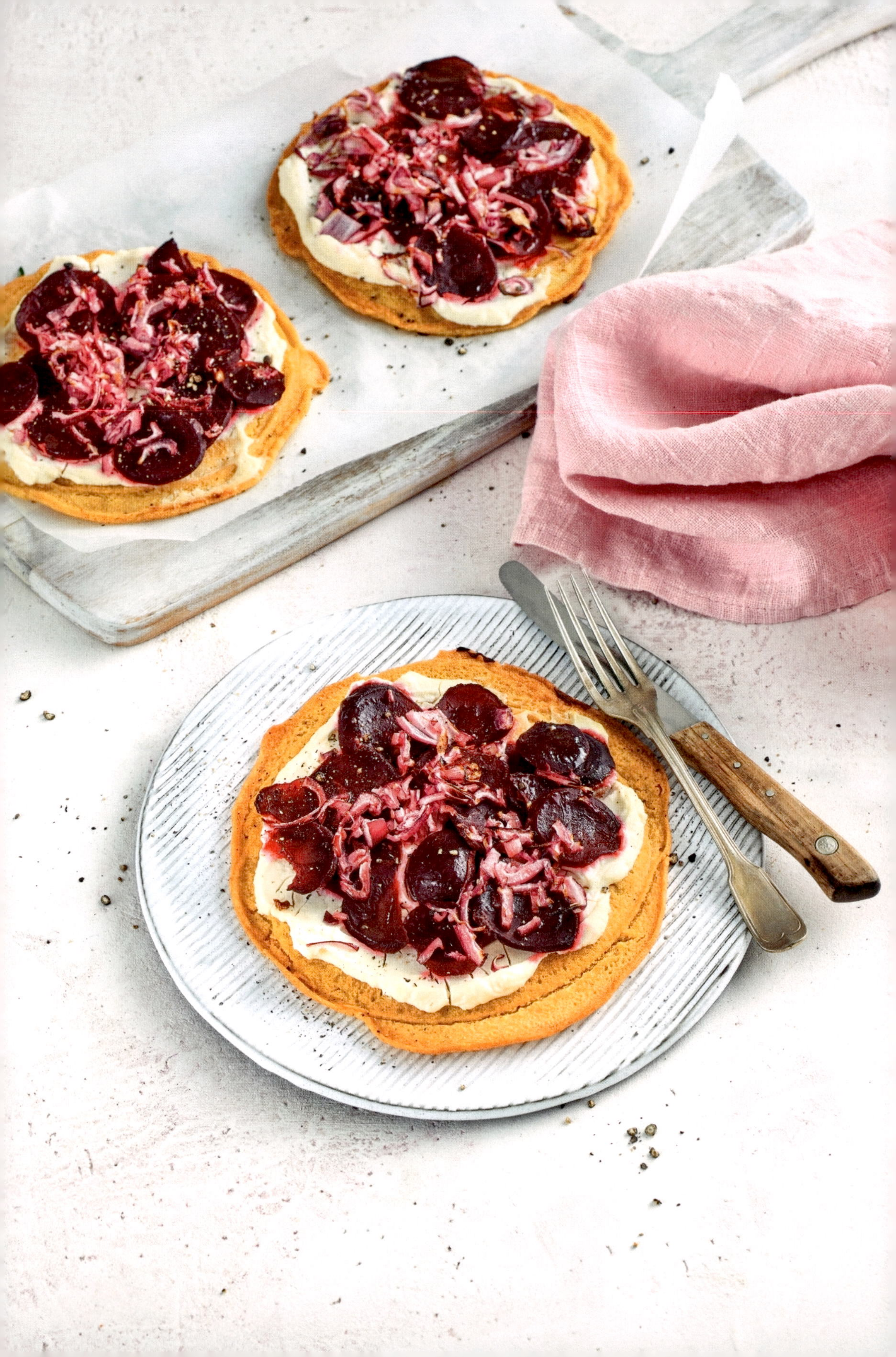

Rezeptideen

Abwechslungsreich, mediterran, pflanzenbetont und gleichzeitig mit darmaktivierenden Ballaststoffen ausgestattet – lassen Sie sich von meinen Rezepten inspirieren.

Ein Booster am Morgen

Wachmacher-Shake

Für alle Phasen geeignet

Für 4 Portionen

10 Min

2 Bananen, eher unreif/grün • 600 ml Milch, 1,5 % Fett • 240 g Haferflocken, fein, oder Haferschmelzflocken • 4 TL Kakaopulver, stark entölt • 4 TL Rohrohrzucker oder Honig • 600 ml aufgebrühter Kaffee

- Bananen in Stücke schneiden, in einen Mixer geben.
- Milch, Haferflocken, Kakaopulver und Rohrohrzucker bzw. Honig dazugeben und alles gut miteinander mixen.
- Den Kaffee dazugeben, alles noch einmal mixen.

Variante Statt (Kuh-)Milch kann auch eine Pflanzenmilchalternative, z. B. Hafer- oder Mandelmilch verwendet werden.

Nährwerte pro Portion

375 kcal • 14 g E • 7 g F • 59 g KH

Beliebter Sattmacher

Porridge für einen guten Morgen

Besonders geeignet während einer Antihormontherapie

Für 4 Portionen

10 Min.

2 EL Haferflocken (Vollkorn oder zart) • 1 EL Haferkleie • 2 EL gemischte Kerne und Samen (Sonnenblumen, Sesam, Pinien-, Kürbiskerne, Leinsamen, ganz) • 1 EL gemahlene Mandeln bzw. Erdmandeln • 250 ml Milch, 1,5 % Fett, oder pflanzliche Alternative • 1 Apfel • 1 TL Rohrohrzucker oder Honig

- Alle trockenen Zutaten mischen.
- Mit Milch in einem Topf langsam erwärmen, die Mischung ca. 5 Min. köcheln lassen. Immer wieder umrühren.
- Apfel entkernen, in Scheiben schneiden oder würfeln, unter das Porridge heben.
- Nach Belieben süßen und genießen.

Variante Statt Apfel kann jede weitere Obstsorte genutzt werden, z. B. 1 Handvoll Beerenobst (frisch oder TK).

Lieblingsrezept von Regina Stappen (Seite 157)

Nährwerte pro Portion

160 kcal • 6 g E • 7 g F • 15 g KH

» Porridge für einen guten Morgen

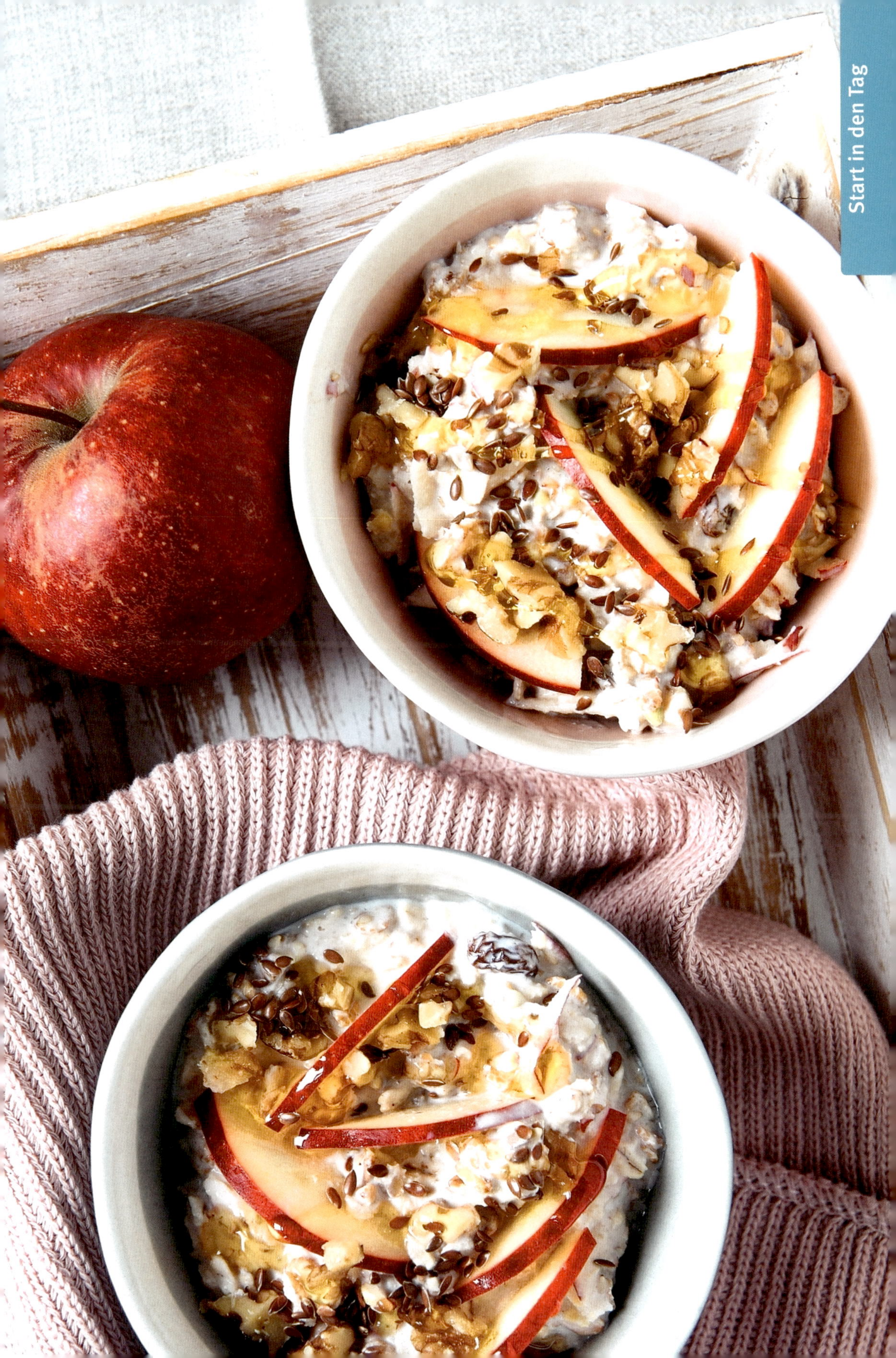

Der Klassiker

Frischkornmüsli

Besonders geeignet während einer Antihormontherapie und in der Nachsorge

Für 4 Portionen

15 Min. + Einweichzeit über Nacht

150 g Gerstenkörner, ganz • 50 g Haferflocken, kernig • 20 g Leinsamen, ganz • 20 g Rohrohrzucker/Honig • 500 ml Milch, 1,5 % Fett, oder Pflanzenmilchalternative • 400 g frisches Obst • 40 g Mandeln oder Cashewkerne • 200 g Naturjoghurt, 1,5 % Fett, oder Pflanzenmilchalternative

- Gerstenkörner klein schroten.
- Gerstenkornschrot mit Haferflocken, Leinsamen, Rohrohrzucker bzw. Honig und Milch bzw. Pflanzendrink über Nacht quellen lassen.
- Am nächsten Tag Obst waschen, ggf. schälen und klein schneiden. Mandeln oder Cashewkerne grob zerkleinern.
- Gequollene Körner-Flocken-Mischung mit Naturjoghurt bzw. Pflanzenmilchalternative vermengen.
- Obst und Mandeln oder Cashewkerne dazugeben und das Müsli anrichten.

Nährwerte pro Portion

435 kcal • 15 g E • 11 g F • 61 g KH

Ein schnelles Brot – ohne »Gehzeit«

Herzhaftes Vollkornbrot

Tut in jeder Phase gut

Für 1 Brot (in der Kastenform)

15 Min. + 60 Min. Backzeit

500 g Dinkelvollkornmehl • 2 TL Salz • ½ l stilles Mineralwasser • 2 EL Obstessig • 1 Würfel frische Hefe • 50 g getrocknete Tomaten • 50 g schwarze Oliven, entsteint • 50 g Walnüsse

- Mehl und Salz in eine Schüssel geben, eine Mulde bilden. Mineralwasser und Obstessig hineinfüllen. Hefe in das Mineralwasser hineinbröseln, etwas gehen lassen.
- Die getrockneten Tomaten in kleine Stücke schneiden. Oliven in Ringe schneiden. Walnüsse hacken.
- Alle Zutaten miteinander vermengen und zu einem glatten Teig verarbeiten.
- Den Teig in eine mit Backpapier ausgelegte oder gefettete Kastenbackform füllen und mittig in den kalten (!) Backofen stellen.
- Bei 200 °C Ober-/Unterhitze (180 °C Umluft) ca. 60 Min. backen.

Variante Die Hälfte des Dinkelmehls kann auch durch Hafer- und Gerstenmehl ersetzt werden – das liefert noch mehr Beta-Glucane.

Lieblingsrezept von Jens Hofmann (Seite 157)

Nährwerte pro Portion

120 kcal • 4 g E • 15 g F • 17 g KH

Vegan und vollwertig

Lustesser-Bananenbrot

Besonders während und nach einer Chemotherapie geeignet

Für 1 Brot (in der Kastenform)

30 Min. + 35 Min. Backzeit

Teig

- 60 g dunkle Zartbitterschokolade
- 100 g Dinkelmehl Type 1050
- 100 g Hafermehl
- 50 g Rohrohrzucker
- 80 g gemahlene Mandeln
- 1 ½ TL Weinsteinbackpulver
- 1 TL Natron
- 1 Prise Salz
- 1 TL Ceylon-Zimt
- 200 g sehr reife Bananen
- 1 EL Apfelessig
- 180 ml Hafer- oder Mandeldrink

Topping

- 1 reife Banane
- 1 EL Mandeln, Walnüsse oder Cashewkerne, gehackt

- Backofen auf 200 °C Ober-/Unterhitze (175 °C Umluft) vorheizen.
- Zartbitterschokolade im Blitzhacker grob zerhacken.
- Schokolade, Mehl, Rohrohrzucker, Mandeln, Weinsteinbackpulver, Natron, Salz und Zimt miteinander vermengen.
- Bananen mit einer Gabel zerdrücken und zu den trockenen Zutaten hinzugeben. Essig und Haferdrink der Masse hinzufügen, zu einem homogenen Teig vermengen.
- In eine mit Backpapier ausgelegte Kastenform einfüllen.
- Den Teig mit der Banane als Topping verzieren und mit den gehackten Mandeln veredeln.
- Im vorgeheizten Ofen ca. 35 Min. backen.
- Das Bananenbrot nach dem Abkühlen vorsichtig aus der Kastenform nehmen – fertig.

Varianten Statt Hafermehl können Sie auch Dinkelmehl Type 1050 verwenden. Die Bananen können Sie durch gut geraffelte Äpfel und Birnen im Teig ersetzen. Dafür müssen Sie dann noch zusätzlich 50 g gemahlene Mandeln hinzunehmen.

Lieblingsrezept von Laura Junge (Seite 157)

Nährwerte pro Portion

120 kcal • 3 g E • 5 g F • 15 g KH

Leckerer Sattmacher

Proteinbooster-Brot

Besonders geeignet während einer Antihormontherapie

Für 1 Brot/Kastenform

ca. 16–20 Scheiben

15 Min. + 55–60 Min. Backzeit

- 50 g Sonnenblumenkerne
- 30 g Kürbiskerne, gehackt
- 30 g Sesam
- 120 g Leinsamenmehl
- 50 g Leinsamen, ganz
- 70 g Mandeln/Walnüsse, gemahlen
- 50 g Kleie (oder Hafer-, Dinkelflocken)
- 100 g Kokosmehl
- 50 g Dinkelvollkornmehl
- 3 TL Salz
- 1 Msp. Koriander, gemahlen
- 3 TL Weinsteinbackpulver
- 2 Eier, Größe M
- 250 g Magerquark
- 250 ml lauwarmes Wasser

- Für die Garnitur 1–2 EL Kerne und Samen beiseitestellen.

- Alle restlichen trockenen Zutaten miteinander mischen.

- Eier mit Quark in einer Schüssel verrühren.

- Alle trockenen Zutaten mit der Ei-Quark-Mischung mithilfe eines Knethakens verrühren, die Masse mit dem lauwarmen Wasser geschmeidig rühren.

- Eine mit Backpapier ausgelegte Kastenform bereitstellen, den Teig einfüllen, glatt streichen.

- Die bereitgestellten Kerne und Samen als Garnitur darüberstreuen und den Teig zugedeckt ca. 30 Min. ruhen lassen.

- Backofen auf 200 °C Ober-/Unterhitze (180 °C Umluft) vorheizen und eine mit Wasser gefüllte feuerfeste Form in den Ofen stellen.

- Das Brot im Ofen ca. 10 Min. anbacken. Dann die Temperatur um 20 °C senken und das Brot ca. 45 Min. weiter backen.

- Nach einer Garprobe (Teig klebt nicht mehr an einem Stäbchen) das Brot aus dem Ofen holen und auf einem Gitter abkühlen lassen.

Das passt dazu Zum Proteinbooster-Brot gerne einen Aufstrich (Seite 94) oder einen Salat wählen, z. B. den Alle-Gurken-Salat (Seite 101).

Tipp Das Brot kann in Scheiben wunderbar eingefroren und zum Verzehr wieder aufgetaut und getoastet werden.

Nährwerte pro Portion

155 kcal • 10 g E • 9 g F • 6 g KH

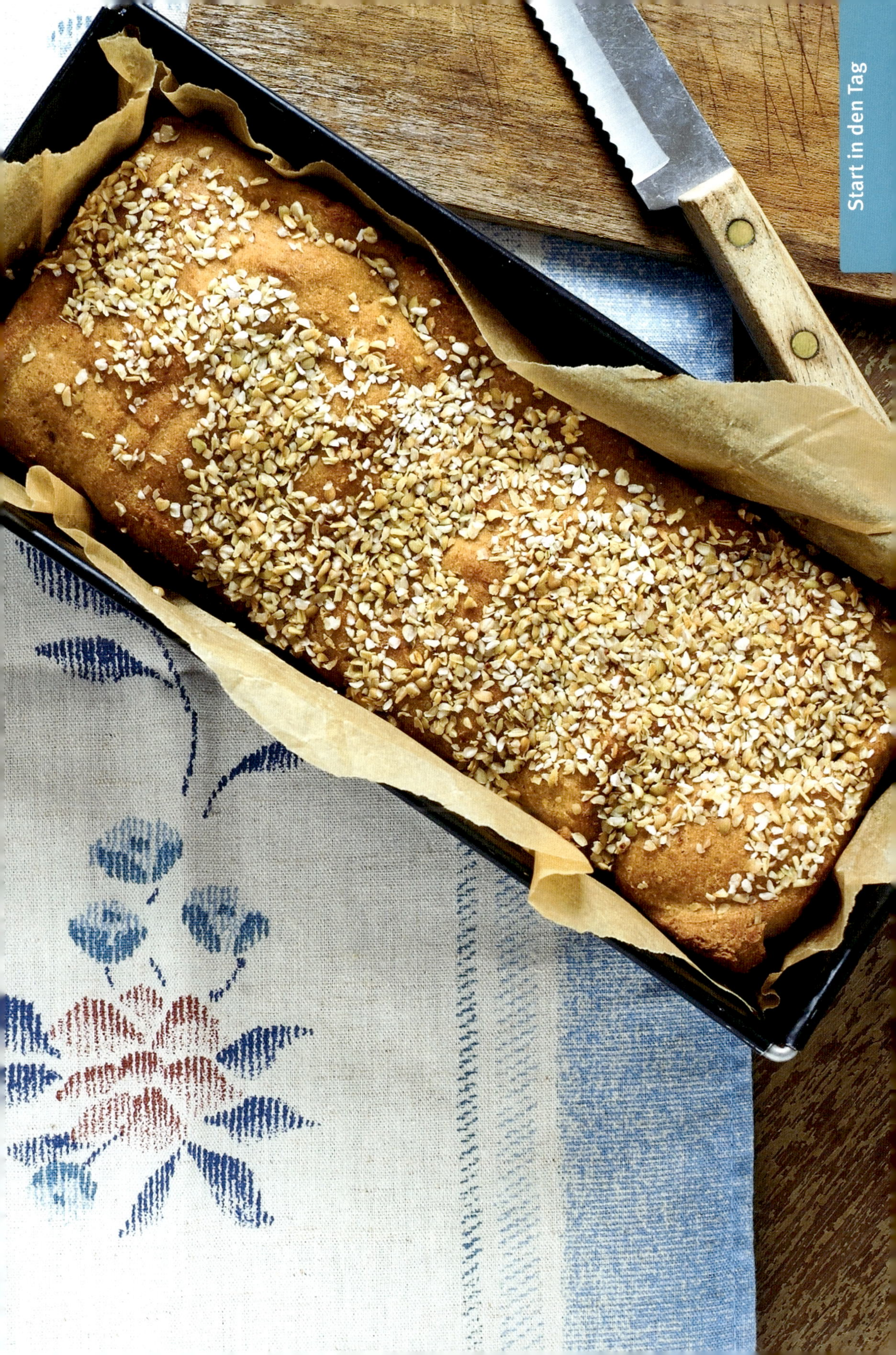

Alternative zum (Wurst-)Aufschnitt

Mandel-Möhren-Aufstrich

Für alle Phasen geeignet
Für 4 Portionen
10 Min.

2 EL Mandeln, gemahlen • 2 Möhren • 50 g Feta, Ricotta oder Tofu • 1 Prise Salz • 1 Prise Kräutergewürz • 1 TL Zitronensaft

- Gemahlene Mandeln mit rohen geputzten Möhren pürieren.

- Feta bzw. Ricotta dazugeben, alles fein pürieren.

- Den Aufstrich mit Salz, Kräutergewürz und Zitronensaft abschmecken.

Nährwerte pro Portion
75 kcal • 3 g E • 5 g F • 3 g KH

Passt fast jeden Tag

Kernige Pfannkuchen

Für alle Phasen gut geeignet
Für 4 Portionen
30 Min.

150 g Magerquark • 3 Eier • 2 EL Rohrohrzucker oder Honig • 50 g Haferflocken, blütenzart, oder Schmelzflocken • 150 g Dinkelvollkornmehl • 250 ml Milch, 1,5 % Fett • Salz • Zimt • 2 EL Rapsöl

- Magerquark, Eier und Zucker in eine Schüssel geben, mit einem Handrührgerät verrühren.

- Haferflocken und Dinkelvollkornmehl dazugeben, verrühren. Milch hinzufügen, zu einer homogenen Masse verrühren. Etwas Salz und Zimt in die Masse geben.

- Den Teig ein paar Minuten zum Quellen stehen lassen.

- In einer Pfanne nacheinander Pfannkuchen in etwas Öl braun ausbacken.

Tipp Dazu passt leckeres selbst gemachtes Apfel- oder Birnenkompott – Futter für die Darmbakterien.

Nährwerte pro Portion
360 kcal • 18 g E • 13 g F • 43 g KH

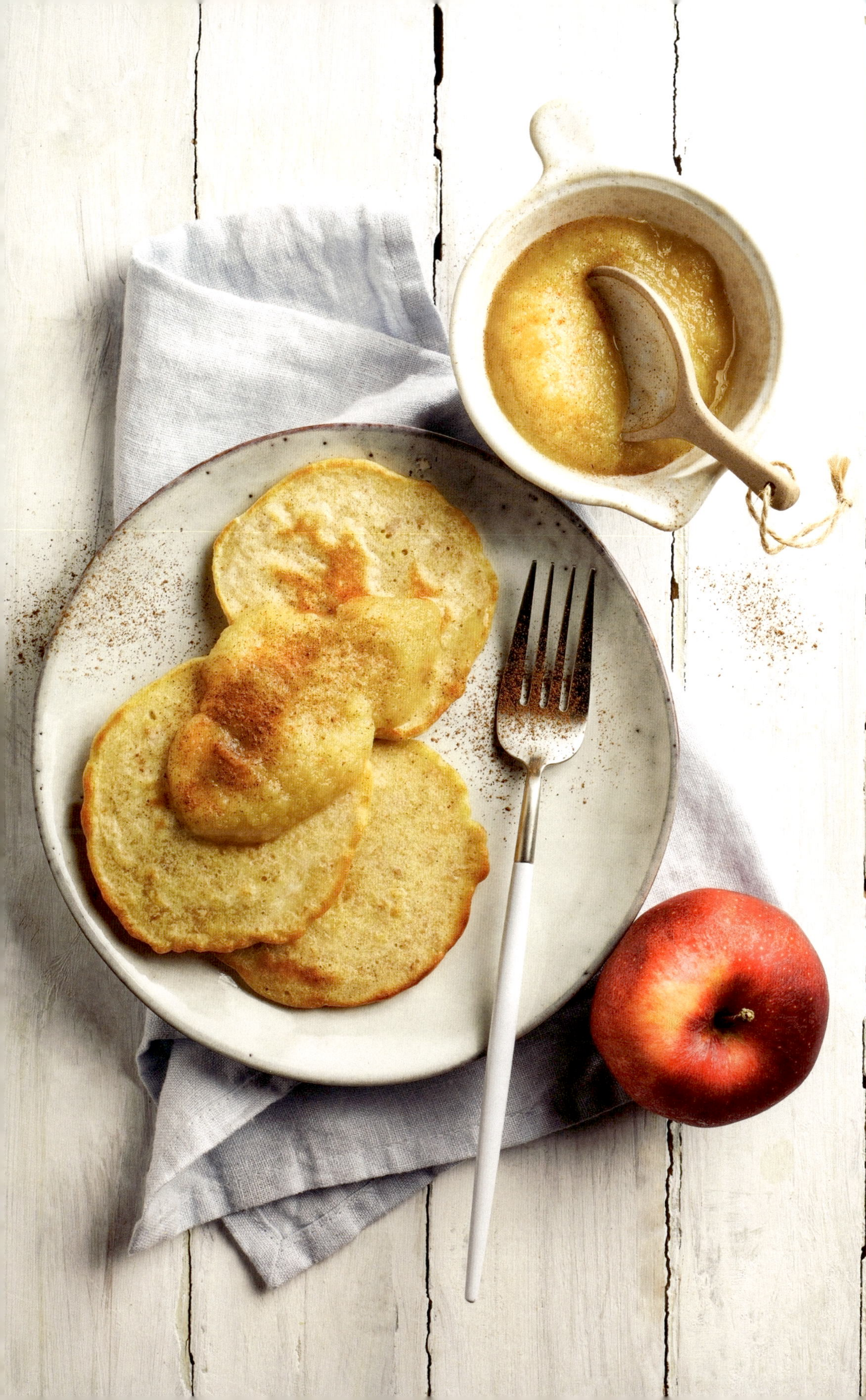

Kuschelt Darmbakterien und Seele

Kuschelbrot

Besonders während einer Antihormontherapie geeignet

Für 20 Scheiben

⏲ 20 Min. + ca. 30 Min. Backzeit

60 g Sonnenblumenkerne • 100 g feine Haferflocken, glutenfrei • 200 g Hirsemehl • 30 g Leinsamen, ganz • 30 g Sesam • 25 g Mandeln/Walnüsse, gehackt • 1 TL Flohsamenschalenpulver • 200 ml Wasser • 2 EL Olivenöl, hitzebeständig • 1 TL Kreuzkümmel, gemahlen • 1 TL Koriander, gemahlen • ½ TL Kristallsalz

- Backofen auf 180 °C Ober-/Unterhitze (160 °C Umluft) vorheizen.
- Alle festen und flüssigen Zutaten in eine große Schüssel geben und mit den Händen rasch zu einem Teig verkneten, bis er nicht mehr am Schüsselrand kleben bleibt. (Je nach Konsistenz evtl. noch etwas Hirsemehl oder Wasser dazugeben.)
- Den Teig auf ein mit Backpapier belegtes Backblech geben und flach andrücken, so dass er ungefähr 2 cm dick ist und das Blech gleichmäßig ausfüllt.
- Das Brot im vorgeheizten Ofen ca. 25–30 Min. backen.
- Das Kuschelbrot aus dem Ofen nehmen und auskühlen lassen.

Nährwerte pro Portion

110 kcal • 3 g E • 5 g F • 11 g KH

Mal herzhaft, mal fruchtig

Löffelkäse mit Biss

Besonders geeignet während und nach einer Chemotherapie

Für 4 Portionen

⏲ 10 Min.

Herzhaft

2 Avocados • Salz, Pfeffer, Cayennepfeffer • etwas Zitronensaft • 1–2 Scheiben Vollkornbrot • 400–500 g Hüttenkäse • 50 g gehackte Mandeln oder Walnüsse

Fruchtig

2 Feigen, frisch • 1–2 Scheiben Vollkornbrot • 4 EL Granatapfelkerne • 400–500 g Hüttenkäse • 50 g gehackte Mandeln oder Walnüsse

- Herzhaft: Avocadofruchtfleisch mit einer Gabel zerdrücken, zu einer homogenen Masse verrühren, mit Salz, Pfeffer, Cayennepfeffer und Zitronensaft abschmecken. Vollkornbrot in kleine Würfel schneiden.
- Avocadocreme und Vollkornbrotwürfel in den Hüttenkäse einrühren.
- Mit gehackten Mandeln oder Walnüssen garnieren.
- Fruchtig: Feigen und Vollkornbrot in kleine Würfel schneiden.
- Beides zusammen mit Granatapfelkernen und Hüttenkäse verrühren.
- Mit gehackten Mandeln oder Walnüssen garnieren.

Nährwerte pro Portion

Herzhaft: 380 kcal • 22 g E • 25 g F • 16 g KH

Fruchtig: 205 kcal • 18 g E • 5 g Fett • 20 g KH

Orientalische Köstlichkeit

Shakshuka vier Jahreszeiten

Besonders geeignet während einer Antihormontherapie und in der Nachsorge

Für 4 Portionen

25 Min.

- 2 Zwiebeln
- 2 Knoblauchzehen
- 2 EL Olivenöl
- Gemüsebrühe bei Bedarf – je nach Variante
- Salz, Pfeffer
- 4 Eier

Frühling

- 300 g Brokkoliröschen, TK
- 300 g Babyblattspinat, frisch
- Kreuzkümmel, Chiliflocken

Sommer

- 2 rote Paprika
- 2 Dosen geschälte Tomaten à 400 g
- Cayennepfeffer
- Koriander, frisch

Herbst

- 2 Rote Bete, vorgegart
- 2 Möhren, TK
- Koriander, Kreuzkümmel
- Estragon

Winter

- 200 g rote Linsen
- 2 Dosen geschälte Tomaten à 400 g
- Chiliflocken, Cayennepfeffer
- Petersilie

- Zwiebeln klein schneiden, Knoblauch pressen.
- Beides in Öl andünsten.

Je nach Variante

- Jeweiliges Gemüse bzw. Linsen mit dem Zwiebel-Knoblauch-Gemisch anschwitzen.
- Bei Bedarf etwas Gemüsebrühe angießen.
- Alles mit Gewürzen abschmecken und 5–10 Min. sämig köcheln lassen.

Zu jeder Variante

- Aufgeschlagene Eier einzeln vorsichtig auf die Gemüse-/Linsen-Mischung gleiten lassen.
- Alles zugedeckt ca. 5 Min. pochieren lassen.
- Kräuter klein schneiden, das Shakshuka damit bestreuen und servieren.

Nährwerte pro Portion (durchschnittlich)

175 kcal • 10 g E • 12 g F • 8 g KH

Gesunde Grundlage auch für viele Saucen

Gemüsebrühe – selbst gemacht

Besonders geeignet während und nach einer Chemotherapie und nach OPs, bei Unverträglichkeiten

Für 4 Portionen

3–3,5 Std. inkl. Kochzeit

300 g Möhren • 300 g Sellerie • 300 g Kohlrabi • 300 g Fenchel • 1–2 Petersilienwurzeln • 20 g Butter, Margarine oder Raps- bzw. Olivenöl • 1–1,5 l Wasser • etwas Muskat • 1 Lorbeerblatt, einige Wacholderbeeren • etwas Petersilie, Liebstöckel, Bohnenkraut • Salz

- Gemüse putzen, klein schneiden und in einem Topf in Fett anschwitzen.
- ⅓ der Wassermenge angießen. Würzende Zutaten dazugeben, kurz aufkochen, dann köcheln lassen.
- Die Brühe einkochen lassen (Topf ohne Deckel), wiederholt mit Wasser aufgießen und weiter köcheln lassen.
- Nach ca. 2–3 Std. die Gewürzzutaten entfernen.
- Das Gemüse abseihen, evtl. pürieren und als Soße weiterverwenden.
- Die Brühe kann im Kühlschrank 4–5 Tage aufbewahrt werden.

Tipp Die Brühe kann in Eiswürfelbehältern eingefroren werden.

Nährwerte pro Portion

21 kcal • 1 g E • 1 g F • 2 g KH

Mit vielen Gemüsesorten lecker

Wandelbare Gemüsesuppe

Besonders während einer Antihormontherapie und in der Nachsorge geeignet

Für 4 Portionen

30 Min.

2 Frühlingszwiebeln oder 1 Schalotte • 1 cm frischer Ingwer • 600 g Kürbis oder Möhren, Topinambur oder Pastinaken • 50 g gehackte Nüsse oder Walnüsse oder Mandeln • 2 EL Olivenöl • 500 ml Gemüsebrühe (Seite 98) • etwas Pfeffer, Paprika, Kurkuma, Ceylon-Curry • optional: 1 EL Kürbiskerne oder 50 g Frischkäse (bzw. pflanzliche Alternative)

- Frühlingszwiebeln klein schneiden. Ingwer schälen und klein schneiden. Gemüse schälen (beim Hokkaido-Kürbis kann die Schale dranbleiben) bzw. putzen, waschen und in Stücke schneiden.
- Zwiebeln, Ingwer, Nüsse und Gemüse in Olivenöl anbraten, gut umrühren.
- Mit Gemüsebrühe ablöschen, ca. 10 Min. köcheln lassen.
- Alles pürieren und mit den Gewürzen abschmecken.
- Nach Belieben mit Kürbiskernen oder Frischkäse-Topping garnieren und genießen.

Nährwerte pro Portion

240 kcal • 4 g E • 16 g F • 10 g KH

» Wandelbare Gemüsesuppe

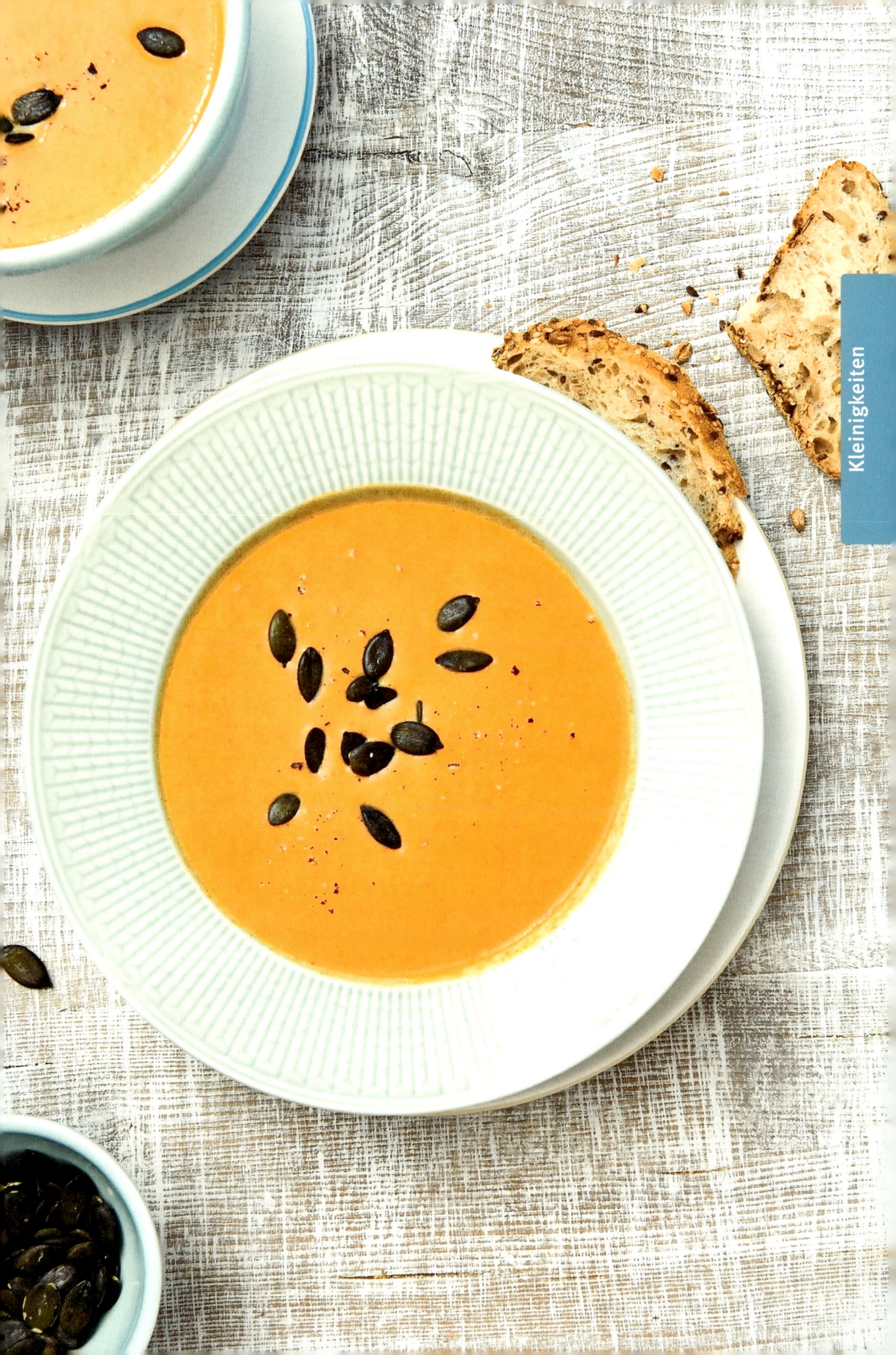

»Gekörnte (kaufen) kann jeder«

Gemüsepaste à la maison

Besonders während einer Antihormontherapie und in der Nachsorge geeignet

Für 1 Schraubglas à 500 g (1 TL = 1 Portion)

15 Min.

1 große Zwiebel • ½ Stange Lauch • 2 Möhren • 100 g Knollensellerie • 2 Knoblauchzehen • einige Zweige Petersilie • einige Stängel Schnittlauch • 80 g Salz

- Zwiebeln grob würfeln. Lauch putzen, in Ringe schneiden und waschen, Möhren putzen und in Stücke schneiden. Sellerie schälen, grob würfeln. Knoblauchzehen abziehen und grob hacken.
- Alle Zutaten mit Salz fein pürieren.
- In ein Glas füllen, gut verschließen.

Varianten Bei Unverträglichkeiten Lauch und Zwiebel durch 1 Kohlrabi und 1 Petersilienwurzel ersetzen.

Tipp Ungefähr 1 TL dient als Grundlage für 1 Portion Brühe oder Suppe. Die Paste hält sich im Kühlschrank bis 1 Jahr.

Nährwerte pro Portion

5 kcal • 0 g E • 0 g F • 1 g KH

Stärkt Immunsystem und Knochen

Brokkolisalat »American«

Nach einer Chemo- und Strahlentherapie geeignet

Für 4 Portionen

35 Min.

600 g Brokkoliröschen, TK oder roh • 400 g frische Champignons • 4 TL Zitronensaft • 200 g Putenbrust • 2 EL Raps- oder Erdnussöl • 240 g Naturjoghurt, 1,5 % Fett • 2 EL fettreduzierte, joghurthaltige Salatmarinade • 2 Knoblauchzehen • 2 EL Tomatenmark • je 1 Prise Jodsalz, Zucker, weißer Pfeffer, Paprika edelsüß, Cayennepfeffer • TK-Salatkräuter • 6 EL Erdnüsse, ungesalzen

- Brokkoli bissfest garen, abschrecken, in Stücke schneiden. Champignons putzen, in Scheiben schneiden, mit 1 TL Zitronensaft beträufeln.
- Putenbrust mit Öl in einer Pfanne gar braten, abkühlen lassen und in Streifen schneiden.
- Aus Joghurt, Salatmarinade, 3 TL Zitronensaft, gehackter Knoblauchzehe und Tomatenmark ein Dressing bereiten. Mit Salz, Zucker und Gewürzen abschmecken, die Salatkräuter dazugeben.
- Brokkoli und Champignons in einer Schüssel vermischen, Dressing über den Salat geben.
- Salat mit den Putenbruststreifen und Erdnüssen dekorieren.

Nährwerte pro Portion

310 kcal • 27 g E • 15 g F • 11 g KH

Gurken und Erdbeeren neu kombiniert

Alle-Gurken-Salat mit Shrimps und Erdbeeren

Für alle Phasen geeignet

Für 4 Portionen

15 Min.

100 g Shrimps (ggf. TK) • ½ Salatgurke • 1 Salzgurke (Glas) • 2 Gewürzgurken (Glas) • 150 g süß-saure Gurken (Glas) • 1 Bund Dill • 250 g Erdbeeren • 125 g saure Sahne

- Shrimps auftauen, abtropfen lassen. Alle Gurken in Scheiben schneiden, Dill fein schneiden, Erdbeeren halbieren.
- Gurken und Dill mit den Shrimps mischen. Erdbeeren dazugeben.
- Saure Sahne glattrühren, zum Salat geben und servieren.

Nährwerte pro Portion

110 kcal • 6 g E • 4 g F • 10 g KH

Lässt sich super vorbereiten

Prep Dressing

Für alle Phasen geeignet

Für 4 Portionen

5 Min.

2 EL frische Kräuter, z. B. Petersilie, Schnittlauch, Dill • 2–3 EL Zitronen-/Limettensaft oder Balsamicoessig • 1 TL Zitronen- oder Orangenabrieb • 1–2 TL Sojasauce • 2 EL Raps- oder Olivenöl • 1–2 TL Senf • 1 TL Rohrohrzucker oder Honig • 150 ml Wasser • Salz, Pfeffer • Cayennepfeffer

- Kräuter mit einem Messer oder im Mixer fein hacken.
- Alle Zutaten in einem Glas bzw. Shakebecher oder Mixer vermischen, kräftig schütteln oder mixen.

Variante Ersetzen Sie Wasser durch Buttermilch oder Naturjoghurt (bzw. eine fermentierte pflanzliche Alternative), dann wird das Dressing zum probiotischen Darmbakterien-Unterstützer.

Tipp Sie können auch TK-Kräuter verwenden.

Nährwerte pro Portion

55 kcal • 0 g E • 5 g F • 2 g KH

Wertvolle Eiweißquelle

Hähnchensalat mit Papaya

Besonders geeignet während und nach einer Chemo- oder Strahlentherapie oder während einer Antihormontherapie

Für 4 Portionen

35 Min.

- 2 Hähnchenbrustfilets (à ca. 120 g)
- 1 EL Olivenöl
- 200 g Rucola, Feldsalat, frischer Spinat oder Löwenzahn
- 2 Papayas
- 3 EL Cashewkerne (oder Mandeln oder Walnüsse)
- 2 Möhren
- 2 Zweige Majoran (oder Thymian oder Petersilie)
- ½ Zitrone oder Limette
- Salz, Pfeffer
- 3 EL Raps- oder Olivenöl

- Hähnchenbrustfilets säubern, abwaschen, abtupfen, in Öl gar braten, abkühlen lassen.
- Rucola waschen, trocken schütteln, in kleine Stücke zupfen.
- Die Papayas entkernen, schälen und in Scheiben scheiden. Kerne oder Walnüsse grob hacken. Möhren in feine Stifte schneiden.
- Majoran bzw. Thymian oder Petersilie waschen, trocken schütteln, abzupfen bzw. klein schneiden. Zitrone auspressen.
- Zitronensaft mit der Hälfte der Kräuter sowie Salz, Pfeffer und Öl vermischen.
- Hähnchenbrustfilets in mundgerechte Stücke schneiden.
- Hähnchenstücke mit Papayascheiben, Möhrenstiften und Feldsalat vermengen, auf 4 Tellern anrichten.
- Den Salat mit den restlichen Kräutern bestreuen und mit dem Dressing beträufeln.

Nährwerte pro Portion

280 kcal • 14 g E • 17 g F • 15 g KH

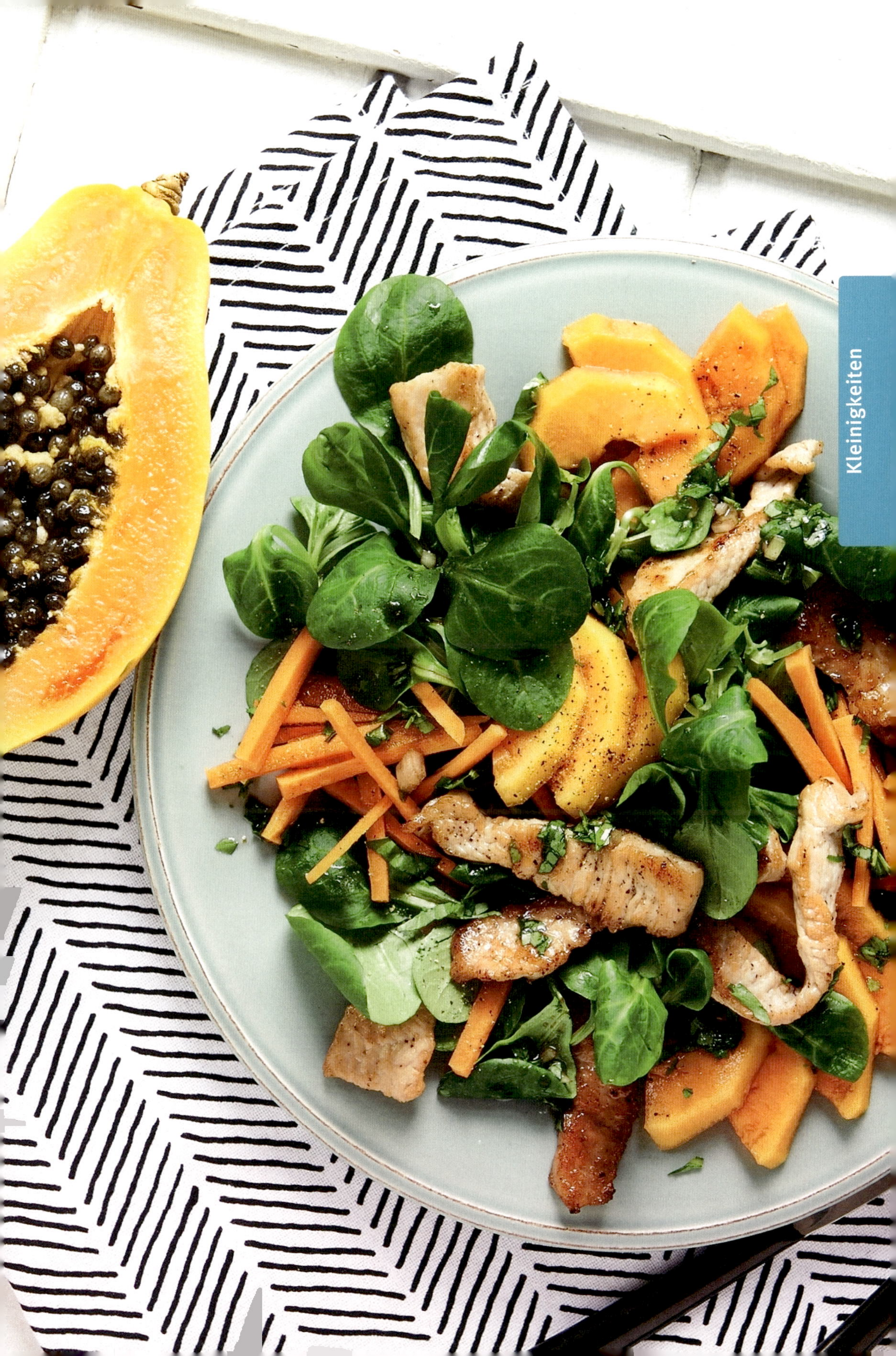

Passt wunderbar zu allen Nudelgerichten

Vier-Farben-Pesto

Besonders geeignet während einer Antihormontherapie und in der Nachsorge

Für 1 Glas à 400 g (für 1 Pesto-Sorte)

10 Min.

25 g Pinienkerne (oder Haselnüsse, Walnüsse, Mandeln) • 2 EL Olivenöl • 1 Knoblauchzehe • 30 g geriebener Parmesan • 2 EL Mascarpone (oder Speisequark, 20 % Fett i. Tr.) • Salz, Pfeffer • etwas Chilipulver

Für die Farben

Grün: ½ Bund Basilikum oder Rucola • **Rot:** 1 Glas getrocknete Tomaten (Abtropfgewicht ca. 370 g) oder 2 Paprika • **Rosa:** 300 g vorgegarte Rote Bete oder 300 g Radicchio • rosa Pfeffer • **Beige:** 250 g grüne Oliven • Oregano, Majoran

- Pinienkerne in einer Pfanne trocken rösten.
- Öl mit Knoblauch, Parmesan, Mascarpone, Pinienkernen und den Gewürzen pürieren.
- Zutaten für 1 Farbe wählen (je nach Zutat waschen, trocken schleudern und abzupfen bzw. klein schneiden).
- Farbzutat zur Pestomasse hinzufügen und alles gut mixen.
- Mit den dazugehörigen Gewürzen abschmecken.

Nährwerte pro Portion

Grün: 55 kcal • 1 g E • 5 g F • 1 g KH
Rot: 90 kcal • 2 g E • 8 g F • 1 g KH
Rosa: 65 kcal • 2 g E • 5 g F • 2 g KH
Beige: 80 kcal • 1 g E • 8 g F • 1 g KH

Traditioneller Maisbrei – aufgewertet

Bunte Polenta

Besonders während einer Antihormontherapie geeignet

Für 4 Portionen

30 Min.

4 Frühlingszwiebeln oder Schalotten • 1 Knoblauchzehe • 2 Zucchini • 3 EL Olivenöl • 200 g Polenta • 1,25 l Gemüsebrühe (Seite 98) • Salz, Pfeffer • 6 getrocknete Tomaten • Kräuter, z. B. Petersilie, Basilikum, Löwenzahn, Giersch, Kresse • 150 g geriebener Käse, z. B. Parmesan oder Pecorino

- Frühlingszwiebeln oder Schalotten in kleine Ringe schneiden, Knoblauchzehe pressen, Zucchini würfeln.
- Zwiebeln, Knoblauch und Zucchini in einer Pfanne mit 2 EL Olivenöl andünsten (Zucchini darf noch bissfest sein).
- Polenta dazugeben, mitschwitzen.
- Brühe dazugießen, aufkochen lassen. Salzen und pfeffern. Dann die Hitze drosseln, ca. 10 Min. quellen lassen.
- Getrocknete Tomaten klein schneiden. Kräuter klein schneiden, ein wenig davon als Garnitur zurückbehalten.
- Kräuter, Käse, 1 EL Olivenöl und Tomaten in die Polenta einrühren.
- Erneut mit Salz und Pfeffer abschmecken, garnieren.

Nährwerte pro Portion

405 kcal • 20 g E • 15 g F • 42 g KH

Als Basis für Reis- und Nudelgerichte

Gemüsesaucen-Allerlei

Besonders in der Nachsorge geeignet

Für 4 Portionen

15 Min.

- 40 g Butter, Margarine oder Raps- bzw. Olivenöl
- 80 g Dinkelmehl Type 1050 oder Hafermehl
- 400 ml Gemüsebrühe (Seite 98)
- 400 ml Milch, 1,5 % Fett, oder pflanzliche Alternative
- etwas Muskat
- Salz, Pfeffer
- einige Zweige Petersilie, Liebstöckel o. Ä.

- Fett mit Mehl anschwitzen.

- Die Mehlschwitze mit Gemüsebrühe und Milch bzw. pflanzlicher Alternative ablöschen, köcheln lassen, mit den Gewürzen und Kräutern abschmecken.

»Allerlei«-Varianten

»À la Sauce Mornay«: Zusätzlich je nach Geschmack und Konsistenz Reibekäse (nicht veganen, siehe »Tipp«) hineingeben.

»Rahmsoße/Cremesoße«: 4 EL fettreduzierten Frischkäse (nicht Schmelzkäse!, siehe »Tipp«) natur/neutral dazugeben, schmelzen lassen.

»Gemüse pur«: 200 g Brokkoliröschen, Möhren, Zucchini o. Ä. gekocht pürieren und unterrühren.

»Tomato«: 2 reife Tomaten bzw. 1 Dose geschälte Tomaten und 1 EL Tomatenmark dazugeben; ggf. durch ein Sieb pürieren, wenn Kernchen nicht gewünscht sind.

Tipp »Veganer« Reibekäse enthält durch die pflanzlichen Zutaten und seine Herstellung nicht die nötigen Schmelzeigenschaften. Schmelzkäse ist ein mit Schmelzsalzen (inkl. Phosphor etc.) hergestelltes, sehr ungesundes Produkt, steht im Verdacht, Krebszellwachstum zu unterstützen.

Nährwerte pro Portion

Sauce Mornay: 245 kcal • 11 g E • 13 g F • 19 g KH
Rahmsauce: 300 kcal • 10 g E • 20 g F • 20 g KH
Gemüse pur: 215 kcal • 8 g E • 10 g F • 20 g KH
Tomato: 210 kcal • 7 g E • 10 g F • 21 g KH

Vitamin- und Mineralstoffbombe

Sattmacher-Gemüse

Besonders geeignet während einer Antihormontherapie

Für 4 Portionen

45 Min.

800 g frischer Blattspinat oder 400 g TK-Spinat • Salz • 2 Bund Petersilie • 2 Bund Basilikum • 2 Knoblauchzehen • 20 g Leinsamenmehl • 25 g Mandeln, gehackt • 25 g geriebener Parmesan oder pflanzliche Alternative • 1–2 EL Olivenöl • 50 ml Gemüsebrühe • Salz, Pfeffer • 20 g Butterschmalz • 4 Eier, Größe M • Muskat

- Blattspinat waschen, trocken schleudern, mit heißem Salzwasser kurz überbrühen, kalt abschrecken, ausdrücken; TK-Spinat nach Packungsangabe zubereiten.

- Petersilie und Basilikum waschen, abtupfen. Knoblauchzehen pressen.

- Für ein Pesto Kräuter, Knoblauch und Leinsamenmehl mit den Mandeln pürieren In einer Schüssel mit Parmesan und Öl verrühren und mit der Brühe zu einer cremigen Masse verarbeiten. Salzen und pfeffern.

- In einer Pfanne mit dem Butterschmalz 4 Spiegeleier braten.

- Spinat erwärmen, mit Muskat, Salz und Pfeffer abschmecken und auf 4 Tellern anrichten. Pesto auf den Spinat streichen, mit je 1 Spiegelei garnieren.

Nährwerte pro Portion

305 kcal • 19 g E • 22 g F • 4 g KH

Ohne ist die Küche nicht komplett

Klassischer Hummus

Besonders während einer Antihormontherapie und der Nachsorge geeignet

Für 4 Portionen

5–10 Min.

1 Dose Kichererbsen (Abtropfgewicht ca. 240 g) • 1 Knoblauchzehe • 1 Zitrone • 100 g Tahin (Sesammus) • 80 ml Wasser • 1 Msp. Kreuzkümmel • ½ TL Salz • 1–2 EL Olivenöl

- Kichererbsen abtropfen lassen, Kichererbsenwasser (Aquafaba) auffangen. Knoblauchzehe schälen. Zitrone auspressen.

- Knoblauch mit Zitronensaft pürieren. Tahin dazugeben, zu einer homogenen Masse mixen.

- Ca. 50 ml Kichererbsenwasser und 80 ml eiskaltes Wasser hinzufügen und gut mixen.

- Kichererbsen, Kreuzkümmel, Salz und 1–2 EL Olivenöl (für fluffige Konsistenz) zur Masse geben und alles 3 Min. gut pürieren.

Tipp Der durch die Hülsenfrucht optimale Proteinbooster kann mit weiteren Gewürzen, z. B. Curry, Paprika, Kurkuma oder auch durch dazu servierte Gemüsesticks, z. B. Paprika, Möhren, Zucchini oder Rote Bete geschmacklich und farblich ergänzt werden.

Nährwerte pro Portion

280 kcal • 10 g E • 20 g F • 13 g KH

» Klassischer Hummus

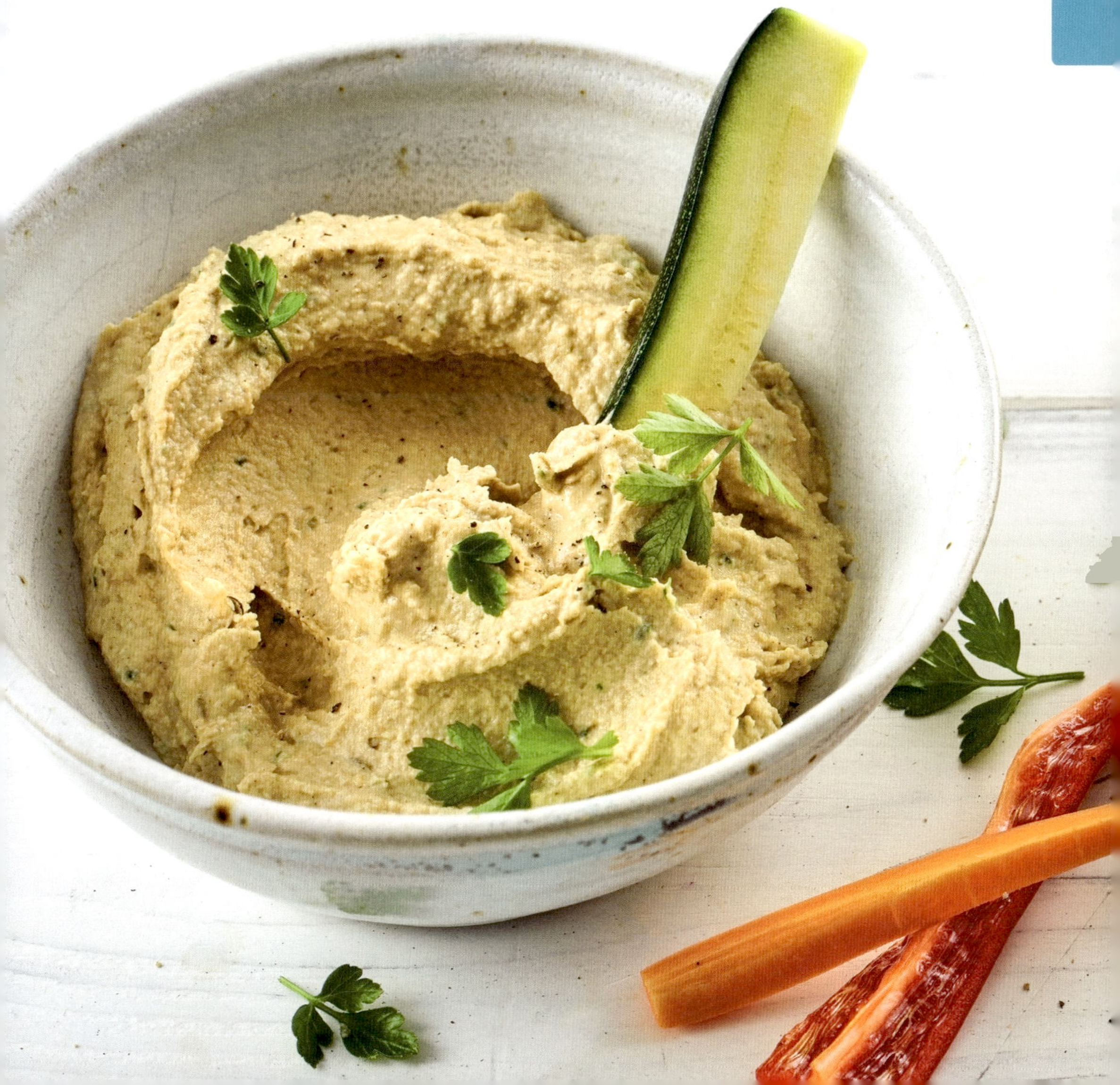

Einfach und soo lecker

Ofengemüse mit Babyspinat und Dressing

Besonders während und nach einer Chemo- oder Strahlentherapie geeignet

Für 4 Portionen

30 Min.

- 250 g Kürbis
- 250 g Süßkartoffeln
- 250 g Brokkoli
- 250 g Rote Bete
- 4 EL Olivenöl
- Salz, Pfeffer, Paprika, Kurkuma
- 2 Zitronen (oder Limetten)
- 1 Bund Petersilie
- 100 g Frischkäse, Ricotta oder pflanzliche Alternative
- etwas Mineralwasser
- 400 g Babyspinat oder Rucola
- 50 g gehackte Mandeln oder Walnüsse

- Backofen auf 200 °C Ober-/Unterhitze (180 °C Umluft) vorheizen.

- Gemüse ggf. schälen (beim Hokkaido-Kürbis kann die Schale dranbleiben) bzw. putzen und waschen. Alles in Streifen oder Stücke schneiden.

- Die Gemüsestücke in einer Schüssel mischen. Mit Öl beträufeln, mit den Gewürzen abschmecken.

- Gewürztes Gemüse auf einem mit Backpapier belegten Backblech verteilen, im vorgeheizten Ofen in ca. 20–30 Min. garen.

- In der Zwischenzeit Zitronen auspressen, Petersilie hacken.

- Frischkäse mit wenig Mineralwasser, dem Zitronensaft und der Hälfte der Petersilie zu einem glatten Dressing verrühren, ggf. mit Salz und Pfeffer abschmecken.

- Babyspinat waschen, abtupfen, gemeinsam mit dem Ofengemüse anrichten. Mit Dressing beträufeln und mit gehackten Mandeln garnieren.

Variante Es können auch Möhren, Kohlrabi, Sellerie, Paprika und viele andere Gemüse genutzt werden. Statt Blattspinat oder Rucola schmecken auch Sauerampfer oder Löwenzahn sehr gut dazu.

Tipp Rohe Rote Bete färben die Hände tiefrot, hier gerne Handschuhe zum Schälen und Schneiden verwenden.

Nährwerte pro Portion

395 kcal • 12 g E • 26 g F • 26 g KH

Mediterran und glutenfrei

Polenta-Streifen mit Rucola und Kapernfrüchten

Besonders geeignet während einer Antihormontherapie und in der Nachsorge

Für 4 Portionen

45 Min.

- 350 ml Gemüsebrühe (Seite 98)
- 80 g Polenta
- frischer Oregano
- 1 EL Olivenöl
- Salz
- 1 EL Olivenöl zum Ausfetten
- 400 g Rucola
- 400 g Kirschtomaten
- 4 EL Kapernfrüchte
- 50 g gekochter Schinken, hauchdünn geschnitten
- 2 EL Balsamicoessig
- 2 EL Orangensaft
- Pfeffer, frisch gemahlen
- 2 EL Olivenöl für den Salat
- 2 EL Olivenöl zum Ausbraten

- Brühe aufkochen, Polenta unter Rühren einrieseln lassen, bei kleiner Hitze köcheln bzw. quellen lassen, bis sie gar ist.

- Oregano waschen, klein hacken, mit Öl unter die Polenta rühren.

- Mit Salz abschmecken, in eine geölte Auflaufform streichen, abkühlen lassen.

- Rucola putzen und waschen, in Stücke zupfen. Tomaten und Kapernfrüchte halbieren.

- Rucola, Tomaten, Kapernfrüchte und Schinken auf 4 Tellern anrichten.

- Essig, Orangensaft, Salz und Pfeffer zu einem Dressing verrühren, Olivenöl unterschlagen, über den Salat träufeln.

- Polenta aus der Form stürzen, in ca. 1 cm dicke Streifen schneiden.

- Öl in der Pfanne erhitzen, Polentastreifen von beiden Seiten goldbraun braten, auf dem Salat anrichten, lauwarm servieren.

Variante Statt Rucola kann jederzeit Babyspinat, Feldsalat, Löwenzahn oder Mangold verwendet werden.

Nährwerte pro Portion

290 kcal • 9 g E • 14 g F • 22 g KH

Mittelmeerküche geht auch vegetarisch

Mediterrane Bohnenpfanne

Besonders während und nach einer Chemo- oder Strahlentherapie und in der Nachsorge geeignet

Für 4 Portionen

45 Min.

200 getrocknete Brech- oder Buschbohnen • 200 g Kidneybohnen, Dose • 250 g Fleischtomaten • 150 g getrocknete Tomaten • 4 Frühlingszwiebeln • Rosmarin, Thymian, Basilikum nach Belieben • 2 EL Olivenöl • Salz, Pfeffer • 320 g griechischer Joghurt • Petersilie

- Getrocknete Bohnen für ca. 5 Min. in Wasser legen. Kidneybohnen abspülen und abtropfen lassen.

- Fleischtomaten waschen, würfeln; getrocknete Tomaten klein schneiden. Frühlingszwiebeln in Ringe schneiden. Kräuter putzen, in kleine Stücke zupfen.

- Olivenöl in einer Pfanne erhitzen, Kräuter 1 Min. darin anbraten.

- Bohnen, Tomaten und Frühlingszwiebeln dazugeben, alles kurz braten.

- Kidneybohnen hinzufügen, alles köcheln lassen. Salzen und pfeffern.

- Petersilie klein schneiden. Griechischen Joghurt mit Petersilie vermengen und zur Bohnenpfanne reichen.

Nährwerte pro Portion

436 kcal • 17 g E • 17 g F • 27 g KH

Köstliches Brainfood

Schnelle Couscouspfanne mit Zucchini

Für alle Phasen geeignet

Für 4 Portionen

30 Min.

1 Zwiebel • 1 reife Avocado • Saft von 1 Zitrone • 150 g Naturjoghurt, 1,5 % Fett • 2–3 EL Mineralwasser • Salz, Tabasco • 100 g Instant-Couscous • 150 ml Gemüsebrühe (Seite 98) • 1 Zucchini • 3 Tomaten • 140 g Mais, Dose • etwas Schnittlauch • 1 EL Olivenöl • Salz, Pfeffer, frisch gemahlen

- Zwiebel würfeln. Avocado entsteinen, Fruchtfleisch herauslösen, mit 1 EL Zitronensaft beträufeln.

- Joghurt, Mineralwasser und Avocado pürieren. Zwiebeln unterrühren, mit Salz und Tabasco abschmecken, kühl stellen.

- Couscous mit Brühe und etwas Zitronensaft befeuchten, ausquellen lassen.

- Zucchini in Stifte, Tomaten in ca. 1 cm dicke Scheiben schneiden. Schnittlauch klein schneiden, Mais abtropfen lassen.

- Zucchini in einer Pfanne mit Olivenöl anbraten, mit Schnittlauch bestreuen, salzen, pfeffern.

- Gemüse und Couscous vermischen, mit Salz, Pfeffer und Zitronensaft abschmecken, mit dem Avocado-Joghurt servieren.

Nährwerte pro Portion

170 kcal • 5 g E • 11 g F • 12 g KH

» Schnelle Couscouspfanne mit Zucchini

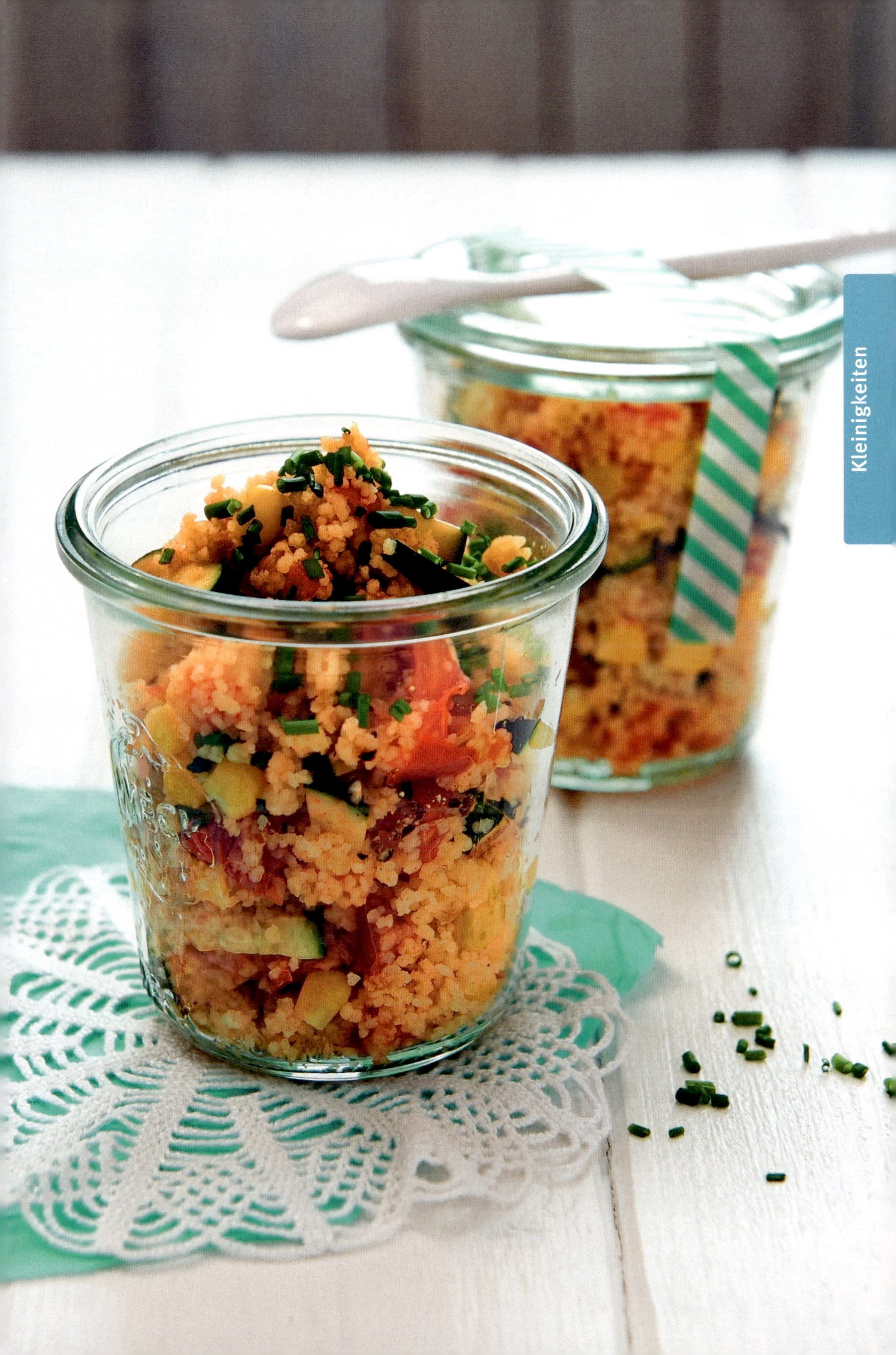

Eine wahre Eisen-Kraftquelle

Quinoa-One-Pot

Besonders geeignet während einer Antihormontherapie und in der Nachsorge

Für 4 Portionen

30 Min.

250 g Quinoa • 400 g grüner Spargel • 1 große Zwiebel • 2 Knoblauchzehen • 4 EL Oliven- oder Rapsöl • 400 ml Mandel- oder Haferdrink • 200 g roter Paprika • Salz • 150 g Naturjoghurt, 1,5 % Fett, oder eine pflanzliche Alternative, ungesüßt • 3 TL Algenöl oder Traubenkern- bzw. Kürbiskernöl

- Quinoa waschen, abtropfen lassen.
- Spargel waschen, leicht schälen, wenn nötig, die unteren Enden abschneiden, in Stücke schneiden.
- Zwiebel und Knoblauchzehen klein schneiden, in Öl andünsten. Quinoa, Spargel und Mandeldrink dazugeben. Zugedeckt bei wenig Hitze ca. 10–15 Min. köcheln lassen.
- Paprika waschen, in kleine Stücke schneiden, dem One-Pot-Meal zugeben.
- Joghurt oder pflanzliche Alternative mit Öl verrühren, dazu servieren.

Variante Statt Quinoa kann auch Hirse oder Amaranth verwendet werden.

Nährwerte pro Portion

400 kcal • 14 g E • 16 g F • 45 g KH

Leckeres auch für unterwegs

Streetfood Wrap

Besonders geeignet während einer Antihormontherapie

Für 4 Portionen

25 Min.

2 kleine Hähnchenbrustfilets • 1 EL Olivenöl • 2 Frühlingszwiebeln • 6 getrocknete Tomaten • 100 g Frischkäse, 30 % Fett i.Tr. • 2 EL Pesto • 4 Salatblätter oder Rucola, Feldsalat, Löwenzahn • Salz, Pfeffer • 4 Tortilla-Wraps

- Hähnchenfilets waschen, trocken tupfen, kurz in Öl anbraten, abkühlen lassen.
- Frühlingszwiebeln in Ringe schneiden, getrocknete Tomaten würfeln.
- Frischkäse mit Pesto glatt rühren, Frühlingszwiebeln und Tomaten unterrühren.
- Salat oder Rucola waschen, trocken schütteln, ggf. klein zupfen.
- Hähnchenbrustfilets würfeln, in die Frischkäse-Pesto-Mischung rühren. Mit Salz und Pfeffer abschmecken.
- Tortilla-Wraps nacheinander in einer Pfanne trocken auf beiden Seiten 1 Minute erwärmen, herausnehmen.
- Hähnchensalat darauf verteilen, mit Salat bedecken. Wraps stramm in Frischhaltefolie aufwickeln, bis zum Lunch kühl stellen.

Nährwerte pro Portion

455 kcal • 25 g E • 23 g F • 33 g KH

Vollgepackt mit resistenter Stärke

Kartoffelsalat

Für alle Phasen geeignet

Für 4 Portionen

35 Min.

800 g festkochende Kartoffeln • 250 ml (kräftige) heiße Gemüsebrühe • 2–3 EL Gewürzgurkenflüssigkeit • 1–2 TL Senf • 4 EL Rapsöl • je 1 Prise Jodsalz, Zucker, weißer Pfeffer • 2 Zwiebeln • 3 Gewürzgurken • frische Kräuter, z. B. Petersilie, Schnittlauch, fein gewiegt

- Kartoffeln in Schale gar kochen, noch warm schälen, in Scheiben schneiden.
- Mit heißer Gemüsebrühe übergießen, ziehen lassen.
- Die Gewürzgurkenflüssigkeit mit Senf, Öl und Gewürzen verrühren, über die Kartoffeln geben.
- Zwiebeln und Gurken in kleine Würfel schneiden, zu den Kartoffeln geben.
- Abkühlen lassen, mit gehackten Kräutern garnieren und genießen.

Variante Statt der Gurkenflüssigkeit können Sie auch Apfel- oder Weinessig verwenden. Als abwechslungsreiche (würfelig geschnittene) Zutaten sind hart gekochte Eier, Sellerie, Apfel, Schinken-/Speckreste beliebt. Viele mögen den Salat auch mit Mayonnaise-Dressing, dann ersetzen Sie einfach 2 EL Öl mit dieser Marinade.

Nährwerte pro Portion

245 kcal • 4 g E • 10 g F • 24 g KH

Französischer Pfannkuchen-Klassiker

Galette süß oder pikant

Besonders in der Nachsorge geeignet

Für 4 Portionen

20 Min. + 2 Std. Kühlzeit

250 g Buchweizenmehl • 2 Eier • 500 ml Wasser, kalt • Salz • 40 g Butter, geschmolzen • 2 EL Olivenöl zum Braten

- Alle Zutaten zu einem Teig verrühren und ca. 2 Std. im Kühlschrank ruhen lassen.
- Öl in einer Pfanne auf ca. ¾ der Plattenleistung erhitzen.
- Den Teig als dünne Pfannkuchen hellbraun ausbacken.
- Mit einer Füllung versehen und von vier Seiten einklappen, sodass die Mitte noch sichtbar ist, und die Galettes genießen.

Das passt dazu

Pikante Füllungen: Sauerkraut, Paprikasoße mit Schafskäse, Ratatouille, Blattspinat und Ziegenkäse, Mangold und Spiegelei, Pilzgemüse, Tomatengemüse und Mozzarella

Süße Füllungen: Gedünstete Apfelscheiben, Birnen-Ingwer-Kompott, Erdbeer-Rhabarber-Kompott, Erdbeeren und Schafskäse, Pfirsichkompott mit etwas Nelke und Zimt

Lieblingsrezept von Michaela Pohl (Seite 157)

Nährwerte pro Portion

390 kcal • 11 g E • 18 g F • 45 g KH

Als Snack wunderbar geeignet

Röstbrot mit Mandel-Avocado-Streich

Besonders während und nach einer Strahlentherapie geeignet

Für 4 Portionen

20 Min.

4 Scheiben Dinkel-Vollkorntoast • 4 TL Butter (oder Frischkäse oder pflanzliche Alternative) • 12 getrocknete Tomaten, gerne auch in Öl • 2 Avocados • 2 EL Frischkäse (oder pflanzliche Alternative) • 40 ml Zitronensaft • Salz, Pfeffer • 2 EL gehackte Mandeln • 150 g geriebener Käse (z. B. Parmesan, Grana Pandano) oder pflanzliche Alternative

- Backofen auf 200 °C Ober-/Unterhitze (180 °C Umluft) vorheizen.
- Vollkorntoast toasten, mit Butter oder pflanzlicher Alternative bestreichen.
- Tomaten in feine Streifen schneiden.
- Avocadofruchtfleisch mit Frischkäse und Zitronensaft pürieren. Mit Salz und Pfeffer würzen.
- Gehackte Mandeln unter die Avocadomasse rühren, diese auf die Toastscheiben streichen.
- Tomatenstreifen darauf verteilen. Mit geriebenem Käse bzw. pflanzlicher Alternative bestreuen.
- Die Toasts im Backofen ca. 5 Min. überbacken.

Nährwerte pro Portion

385 kcal • 20 g E • 24 g F • 19 g KH

Knusperspaß am Nachmittag

Goldene Kracher

Für alle Phasen geeignet

Für 1 Backblech; ca. 16–20 Scheiben

20 Min + ca. 45 Min. Backzeit

100 g Speisestärke • 80 g Sesam • 80 g Goldleinsamen • 30 g Sonnenblumenkerne • 30 g Kürbiskerne • 5 g Flohsamenschalenpulver • 1 TL Salz • 1 TL Kurkuma • 2 TL Schwarzkümmel, z. B. »Nigella« • ¼ TL Knoblauchgranulat • 50 ml Olivenöl • 125 ml kochendes Wasser

- Alle trockenen Zutaten in eine farbunempfindliche Schüssel geben, mit einem Kochlöffel mischen. Olivenöl dazugeben.
- Alles zusammen mit dem Wasser übergießen, verrühren und ca. 10 Min. quellen lassen. Für die richtige Konsistenz evtl. noch etwas Stärke oder Wasser dazugeben.
- Den Teig auf ein Backpapier geben, mit einem zweiten Backpapier abdecken und mit einem Nudelholz dünn ausrollen. Das obere Backpapier abnehmen und mit dem Pizzaschneider Rechtecke schneiden.
- Die Rechtecke mit dem Backpapier auf das Backblech ziehen und im vorgeheizten Backofen bei 175 °C Ober-/Unterhitze (150 °C Umluft) ca. 45 Min. backen.

Lieblingsrezept von Kerstin Lemper (Seite 157)

Nährwerte pro Portion

105 kcal • 2 g E • 8 g F • 5 g KH

» Goldene Kracher

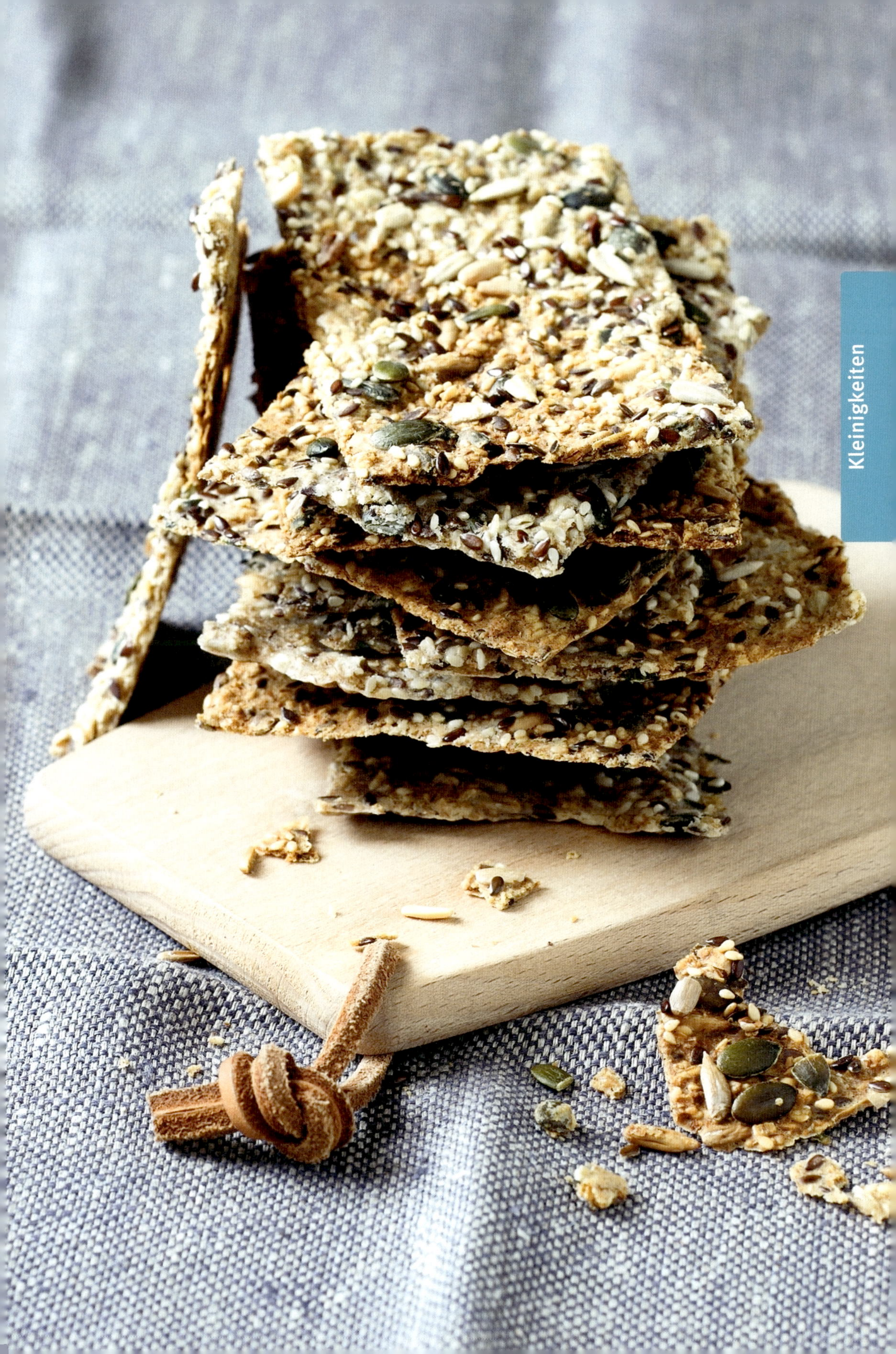

Wie Risotto – und doch anders

Kürbis-Quinotto

Besonders geeignet während einer Antihormontherapie

Für 4 Portionen

45 Min.

280 g Quinoa • ½ Bund Estragon, Pimpinelle, Löwenzahn, Giersch oder Rucola • 1 Knoblauchzehe • 2 kleine Zwiebeln • 400 g Kürbis • 2 EL Olivenöl • 500 ml Fleisch- oder Gemüsebrühe (Seite 98) • 1 Orange • 100 g geriebener Käse (z. B. Parmesan) • Salz, Pfeffer

- Quinoa abspülen, abtropfen lassen. Kräuter bzw. Salat waschen, trocken tupfen, klein schneiden. Knoblauchzehe und Zwiebeln klein schneiden. Kürbisfruchtfleisch fein raspeln.

- Knoblauchzehe und Zwiebeln in einem Topf mit Öl andünsten.

- Quinoa, Kräuter und Kürbisraspel hinzufügen, mitdünsten. Mit etwas Brühe ablöschen, einkochen lassen.

- Orange auspressen, Saft in die Brühe gießen.

- Alles ca. 20 Min. köcheln lassen, umrühren und ggf. mit Brühe ergänzen.

- Käse und Kräuter unter das Quinotto mischen, mit Salz und Pfeffer abschmecken.

Variante Statt Kürbis schmeckt das Quinotto auch mit Möhren oder Spargel.

Nährwerte pro Portion

485 kcal • 21 g E • 17 g F • 54 g KH

Schmeckt auch lecker mit Gnocchi

Mediterrane Gemüse-Fusilli

Besonders geeignet während einer Antihormontherapie

Für 4 Portionen

35 Min.

240 g Fusilli, roh, gerne Vollkorn • 2 Fleischtomaten • 2 Auberginen • 1 große Zwiebel • 1 Knoblauchzehe • 100 g schwarze Oliven • 2 EL Olivenöl • 250 ml Gemüsebrühe (Seite 98) • Salz, Rohrohrzucker • 200 g Ricotta

- Leicht gesalzenes Wasser in einem Topf zum Kochen bringen.

- Fleischtomaten und Auberginen waschen und grob würfeln. Zwiebeln und Knoblauchzehe klein würfeln. Oliven abtropfen lassen. Basilikum klein schneiden.

- Auberginen in einer Pfanne mit Öl ein paar Minuten hellbraun dünsten. Fusilli im Wasser gar kochen.

- Zwiebel- und Knoblauchwürfel zum Gemüse geben, kurz mitbraten. Tomaten und Oliven dazugeben.

- Mit Gemüsebrühe aufgießen, mit Salz und Zucker abschmecken und bei mittlerer Hitze köcheln lassen.

- Fusilli mit der Gemüsesauce mischen. Teelöffelweise den Käse darübergeben.

Nährwerte pro Portion

460 kcal • 16 g E • 15 g F • 42 g KH

» Mediterrane Gemüse-Fusilli

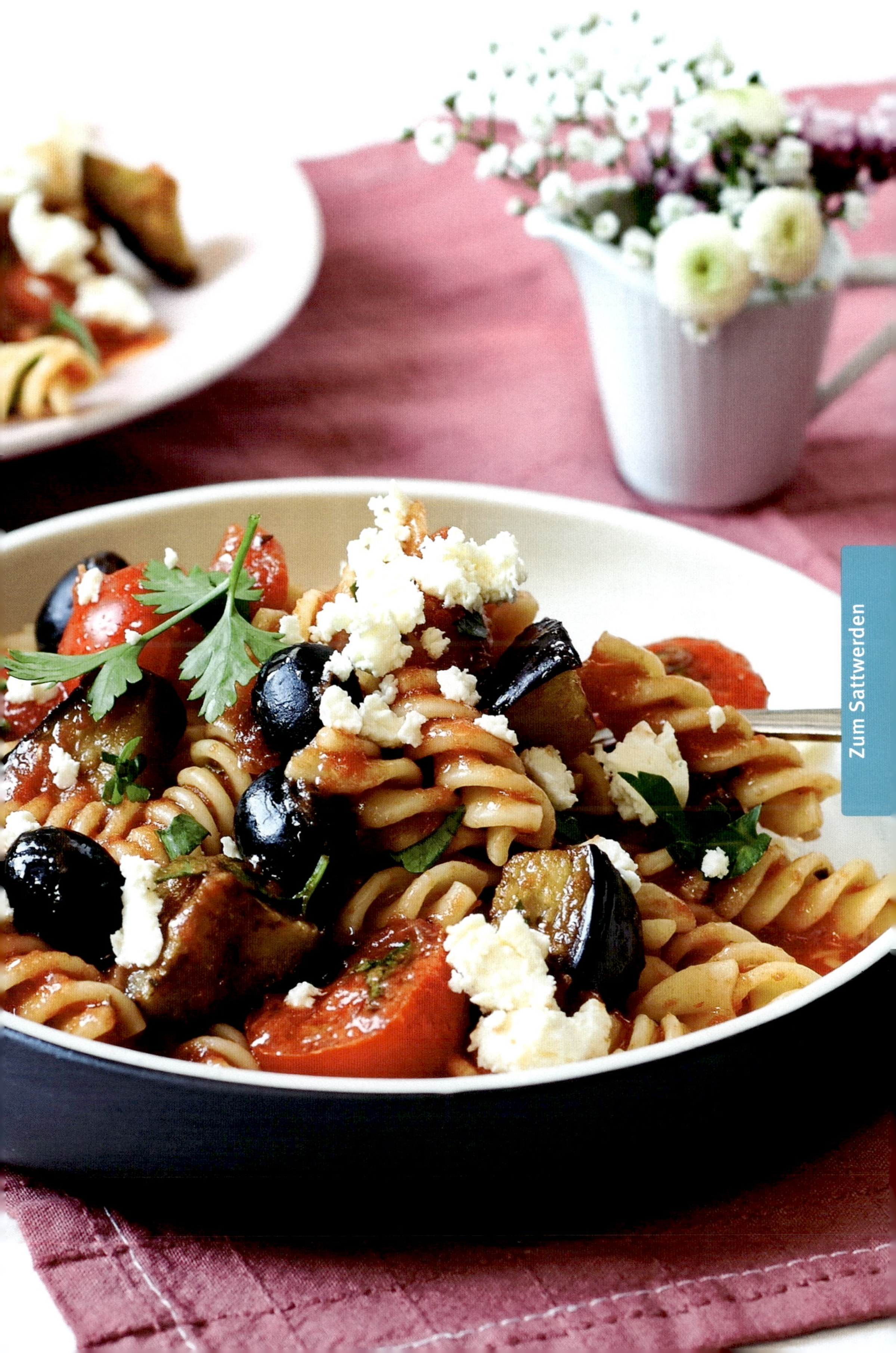

Die Zutaten hat jeder zu Hause

Möhren-Hafer-Reis

Für alle Phasen geeignet

Für 4 Portionen

30 Min.

160 g Vollkorn- oder Basmatireis, roh • 500 g Möhren • 2 EL Olivenöl • 160 g Haferflocken • 20 g Butter • 2 TL Curry oder Kurkuma • 2 TL Rohrohrzucker oder Honig • Salz

- Reis mit doppelter Menge Wasser weich kochen.
- Möhren fein raspeln, in Öl anschwitzen.
- Haferflocken trocken in einer Pfanne anrösten.
- Butter und Curry oder Kurkuma zu den Haferflocken geben, Rohrohrzucker dazugeben, weiter rösten.
- Möhren und gegarten Reis untermischen, mit Salz abschmecken.

Variante Es können statt Möhren auch geraspelte Zucchini oder geraspelter Kürbis verwendet werden.

Tipp Der Beta(β)-Glucan-Anteil der Haferflocken und die Ballaststoffe der Möhren sind super für die Darmbakterien. Ergänzen Sie die Mahlzeit gerne mit etwas Reibekäse oder Fetawürfeln, um den Proteinanteil zu erhöhen.

Nährwerte pro Portion

430 kcal • 10 g E • 13 g F • 62 g KH

Mit fruchtiger Note ergänzt

Flotter Hirsetopf

Besonders geeignet während einer Antihormontherapie und in der Nachsorge

Für 4 Portionen

40 Min.

1 Bund Frühlingszwiebeln • 1 Stange Lauch • 2 EL Olivenöl • 120 g Hirse-Couscous • 500 ml Gemüsebrühe (Seite 98) • 100 g rote Linsen oder Belugalinsen • 2 Äpfel • 200 g Rucola, Löwenzahn oder Babyblattspinat • 200 g Feta

- Frühlingszwiebeln und Lauch in kleine Ringe schneiden.
- Öl in einem größeren Topf erhitzen, Zwiebeln und Lauch leicht anbraten. Hirse-Couscous dazugeben, kurz mitdünsten. Mit Gemüsebrühe angießen.
- Linsen dazugeben, 15 Min. köcheln lassen. Evtl. etwas Gemüsebrühe nachgießen.
- Äpfel entkernen, klein schneiden und in die One-Pot-Masse geben.
- Salat verlesen, waschen, trocken schleudern, ggf. klein zupfen. Feta würfeln.
- Salat und Fetawürfel am Ende der Garzeit in die Masse geben, gut umrühren und servieren.

Tipp Das »One-Pot«-Gericht lässt sich auch gut vorbereiten und als Meal prep verwenden.

Nährwerte pro Portion

465 kcal • 6 g E • 16 g F • 47 g KH

Vegan und glutenfrei

Leckeres Gemüse-Curry

Besonders während und nach einer Chemo- oder Strahlentherapie geeignet

Für 4 Portionen

45 Min.

- 120 g Basmatireis oder Parboiled Reis
- 2 EL Kokosraspel
- 250 ml Wasser
- Salz
- 4 Zwiebeln oder Schalotten
- 1 Stück Ingwer, ca. 1 cm
- 2 EL Raps- oder Olivenöl
- 2 TL Kurkuma, gemahlen
- 160 g rote Linsen
- 800 ml Gemüsebrühe (Seite 98)
- 400 g TK-Erbsen

- Gewaschenen Reis mit Kokosraspeln im Topf ohne Fett anrösten.

- 250 ml Wasser angießen, wenig salzen, aufkochen. Zugedeckt ca. 20 Min. garen, ggf. umrühren.

- Zwiebeln und Ingwer schälen, fein würfeln, mit 1 EL Öl in einem Topf oder einer Pfanne andünsten. Mit Kurkuma bestäuben. Linsen und 800 ml Gemüsebrühe dazugeben, ca. 10 Min. köcheln lassen.

- 1 EL Öl in einer Pfanne erhitzen, die TK-Erbsen kurz darin andünsten.

- Mit 2–3 EL Wasser oder Gemüsebrühe auffüllen, zugedeckt ca. 5 Min. ziehen lassen, bis die Erbsen aufgetaut sind.

- Die Mischung unter das Curry bzw. den Dal rühren, abschmecken.

- Abfüllen und genießen oder für spätere Verwendung kalt stellen.

Das passt dazu Genießen Sie zum Curry gerne zusätzlich Tofu oder Feta-Käse/Hirtenkäse – das erhöht die Proteinzufuhr.

Variante Statt der roten Linsen schmeckt dieses Curry auch prima mit Kichererbsen oder Süßkartoffeln – probieren Sie es aus!

Tipp »Curry« ist der oft verwendete Begriff für ein leckeres Gericht, das einem typischen Eintopf ähnelt. »Dal« wird auch häufig dafür genutzt und bezeichnet das Gericht selbst, im ursprünglichen Hindu jedoch die darin enthaltenen (meist getrocknet verwendeten) Hülsenfrüchte.

Nährwerte pro Portion

448 kcal • 40 g E • 10 g F • 63 g KH

Hülsenfrüchte mal nicht als Eintopf

Herzhafte Linsenpfannkuchen

Besonders geeignet während einer Antihormontherapie

Für 4 Portionen

30 Min.

200 g rote Linsen, getrocknet • 500 ml Gemüsebrühe (Seite 98) • Salz, Pfeffer • 1 Dose Erbsen-Möhren-Mais-Mix (Abtropfgewicht ca. 265 g) • 50 g Reibekäse (z. B. Parmesan) oder pflanzliche Alternative • 40 g Butter oder pflanzliche Alternative • 1 Salatgurke • 2 Knoblauchzehen • 500 g Magerquark oder pflanzliche Alternative • etwas Zitronensaft • Salz, Pfeffer • Petersilie, Dill

- Linsen zusammen mit der Gemüsebrühe und den Gewürzen pürieren.
- Erbsen-Möhren-Mais-Mix abtropfen lassen, mit dem Reibekäse in den Pfannkuchenteig geben.
- In einer Pfanne mit Butter nacheinander Pfannkuchen ausbacken, warm stellen.
- Gurke würfeln oder raspeln, Knoblauchzehen pressen. Quark mit Zitronensaft, Gewürzen und Kräutern gut verrühren. Knoblauch und Gurke hineingeben, vermengen.
- Den Dip zu den Pfannkuchen servieren.

Tipp Rote Linsen ersetzen hier das Mehl und liefern neben den Darmfutter-Ballaststoffen wertvolles Eiweiß.

Nährwerte pro Portion

465 kcal • 36 g E • 14 g F • 42 g KH

Frikadellen mal anders

Haferkleie-Taler

Besonders während einer Antihormontherapie geeignet

Für 4 Portionen

35 Min.

½ Zwiebel • 200 g Haferkleie • 200 g Zucchini • 4 Eier • 2 TL Flohsamenschalenpulver • 1 TL Zitronensaft • Salz, Pfeffer • Muskat • Petersilie, Schnittlauch, Kerbel, Brunnenkresse • 2–3 EL Olivenöl

- Zwiebel klein schneiden. Zucchini raspeln. Haferkleie mit Zucchini und Zwiebel mischen.
- Eier verquirlen.
- Eimasse zur Haferkleie-Zucchini-Mischung geben. Flohsamenschalenpulver dazugeben, rasch zu einem homogenen Teig vermengen. Mit Gewürzen und Kräutern abschmecken.
- Aus dem Teig 4 Taler (Bratlinge) formen und in Olivenöl von beiden Seiten braten.

Variante Die Taler können statt mit Haferkleie auch mit Gerstenflocken zubereitet werden, die Zucchini können gegen Möhren ausgetauscht werden.

Tipp Der Bratling passt hervorragend für einen Veggie-Burger, passt auch als »Mealprep«-Rezept.

Nährwerte pro Portion

330 kcal • 16 g E • 19 g F • 26 g KH

» Haferkleie-Taler

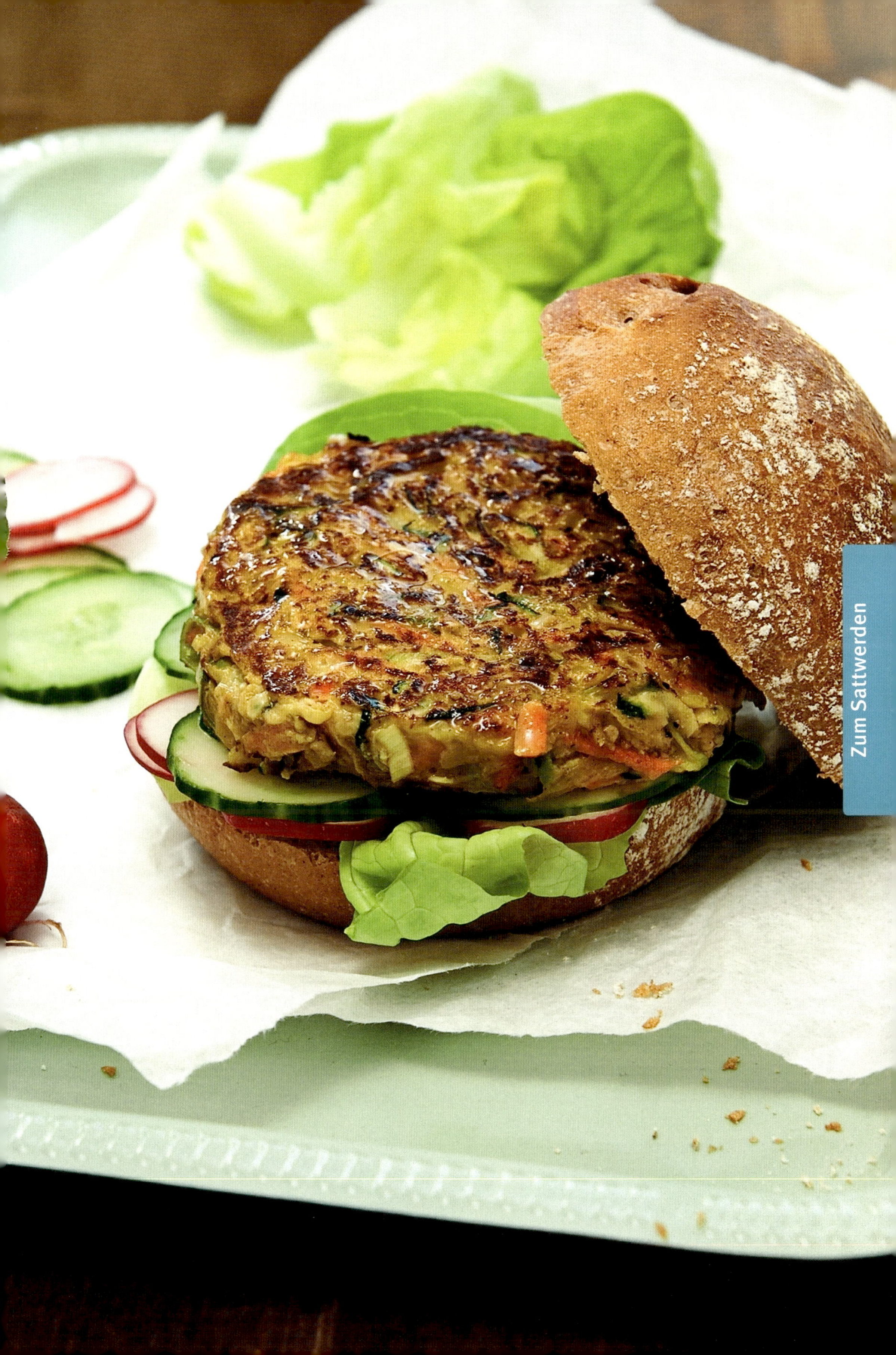

Aus der italienischen Küche nicht wegzudenken

Pizza Roundies

Besonders in der Nachsorge geeignet

Für 4 Portionen

45 Min. + 20 Min. Geh- und Backzeit

Für die Pizza-Roundies

- 400 g Dinkelvollkorn- oder Hafermehl
- 260 ml Wasser
- 1 EL Rohrohrzucker
- 70 g frische Hefe oder 1½ Pck. Trockenhefe
- 3 EL Olivenöl
- Salz

Für das Pesto

- 60 g Mandeln oder Haselnusskerne
- 80 g Rucola (oder Feldsalat, Löwenzahn, Bärlauch, Kresse)
- 100 g frischer Blattspinat
- 60 ml Olivenöl
- 10 g Honig
- 1 TL Meersalz
- Abrieb von 2 Bio-Zitronen
- Saft von 1 Zitrone/Limette

Für den Belag

- 60 g Mandeln oder Haselnusskerne
- 150 g Rucola oder Feldsalat
- 1 Bund Basilikum
- 100 g Mozzarella oder Ricotta

- Mehl in eine Schüssel geben, eine Mulde bilden. 200 ml warmes Wasser mit Rohrohrzucker bzw. Honig vermischen, in die Mulde gießen, Hefe dazugeben.

- Hefe mit etwas Mehl zu einem Vorteig verrühren. Zugedeckt an einem warmen Ort ca. 15 Min. gehen lassen.

- Ca. 60 ml Wasser, Olivenöl und Salz hinzufügen, alles miteinander verkneten.

- Für das Pesto Mandeln ohne Fett trocken in einer Pfanne anrösten.

- Rucola und Spinat waschen, trocken schütteln, grob zerpflücken.

- Mandeln, Rucola, Spinat, Olivenöl, Honig, Salz, Zitronenabrieb und -saft mit einem Mixstab fein pürieren. Kühl stellen.

- Backofen auf 220 °C Ober-/Unterhitze (200 °C Umluft) vorheizen.

- Für den Belag Mandeln bzw. Haselnusskerne trocken in der Pfanne anrösten, Rucola und Basilikum waschen, trocken schütteln, grob zerpflücken.

- Pizzateig vierteln, zu Kugeln formen. Jede Kugel mit etwas Mehl ca. ½ cm dünn ausrollen.

- Jedes Pizza-Roundie mit ¼ der Pesto-Menge bestreichen und mit etwas Mozzarella oder Ricotta belegen.

- Die Pizza-Roundies ca. 5 Min. backen.

- Fertig gebackene Pizzen mit Mandeln bzw. Nüssen, Rucola und Basilikum belegen und servieren.

Tipp Das Hafermehl kann selbst hergestellt werden: Haferflocken pürieren bzw. mahlen.

Nährwerte pro Portion

825 kcal • 11 g E • 23 g F • 76 g KH

Die gesündeste Pizza der Welt

Socca Pizza »Pink«

Besonders geeignet während einer Antihormontherapie und in der Nachsorge

Für 4 Stück

20 Min. + max. 15 Min. Backzeit

Für den Teig
- 200 g Kichererbsenmehl
- 2 EL Raps- oder Olivenöl
- 300 ml Wasser
- 1 TL Salz
- Olivenöl zum Braten

Für den Belag
- 250 g Rote Bete, gegart
- 1 rote Zwiebel
- 4 TL Oliven- oder Rapsöl
- 200 g Ziegenfrischkäse
- Salz, Pfeffer

- Kichererbsenmehl mit Öl, Wasser und Salz zu einem Teig verrühren, ca. 30 Min. quellen lassen.
- Für den Belag die Rote Bete in Streifen oder Scheiben schneiden. Zwiebel in kleine Würfel schneiden.
- Backofen auf 200 °C Ober-/Unterhitze (160 °C Umluft) vorheizen.
- 1 TL Öl in einer Pfanne erhitzen, 1 Kelle Teig (ca. ¼ der Gesamtmenge) als Fladen in der Pfanne ausbacken, nach ca. 4–5 Min. ggf. mithilfe des Pfannendeckels wenden und weitere 4–5 Min. ausbacken.
- Den Pizzaboden auf einem mit Backpapier ausgelegten Kuchengitter ablegen, auf die gleiche Weise die restlichen 3 Böden ausbacken.
- Die Böden mit Ziegenfrischkäse einstreichen. Darauf die Rote-Bete-Streifen und Zwiebeln verteilen, mit etwas Salz und Pfeffer würzen.
- Socca-Pizza-Böden im Backofen in 5–10 Min. fertigbacken, ggf. die letzten 2–3 Min. unter dem Backofengrill.
- Die Socca Pizza aus dem Ofen nehmen und genießen.

Variante Wer keinen Ziegenfrischkäse mag, kann auch üblichen Frischkäse, Crème fraîche oder eine pflanzliche Alternative verwenden.

Tipp Socca Pizza ist eine köstliche südfranzösische Fladenbrot-Spezialität. Sie kann auch im Backofen in einer backofenfesten Pfanne zubereitet werden.

Nährwerte pro Portion

445 kcal • 15 g E • 27 g F • 31 g KH

Selbst ist die Frau – handgemachte Gnocchi vom Feinsten!

Gnocchi mit Salbei

Besonders während und nach einer Chemo- und Strahlentherapie geeignet

Für 4 Portionen

45 Min.

- 500 g Magerquark
- 3 Eier, Größe M
- Salz
- 60 g Speisestärke (z. B. Mais-, Kartoffelstärke)
- 4 Stiele Salbei
- 4 Stiele Estragon
- 2 EL Butter
- Salz, Pfeffer

- Quark, Eier und Salz miteinander verrühren, Speisestärke löffelweise dazugeben, alles zu einem homogenen Teig verkneten, ca. 15 Min. im Kühlschrank ruhen lassen.

- Salbei und Estragon waschen und trocken schütteln, in Streifen schneiden.

- Gnocchi-Teig in mehrere Stücke teilen, daumendicke Rollen formen und in 2 cm dicke Stücke schneiden. Mit Gabelrücken auf einer Seite leicht eindrücken.

- Gnocchi in kochendes Wasser einlegen, köcheln lassen, bis sie an die Oberfläche kommen, herausnehmen und im Sieb abtropfen lassen.

- Kräuter und Butter zu den Gnocchi geben, alles gut miteinander vermengen, mit Salz und Pfeffer abschmecken.

Variante mit Gemüse 500 g klein geschnittene Möhren, je 2 gewürfelte Knoblauchzehen und Zwiebeln in 1 EL Butter dünsten, mit den Gnocchi mischen und mit 200 g grob geriebenem Parmesan bestreuen.

Tipp Dieses ist ein Low-Carb-Rezept (Seite 82) – super gesund mit hohem Proteinanteil für den Muskelaufbau und einem mediterranen Touch.

Nährwerte pro Portion

241 kcal • 22 g E • 9 g F • 17 g KH

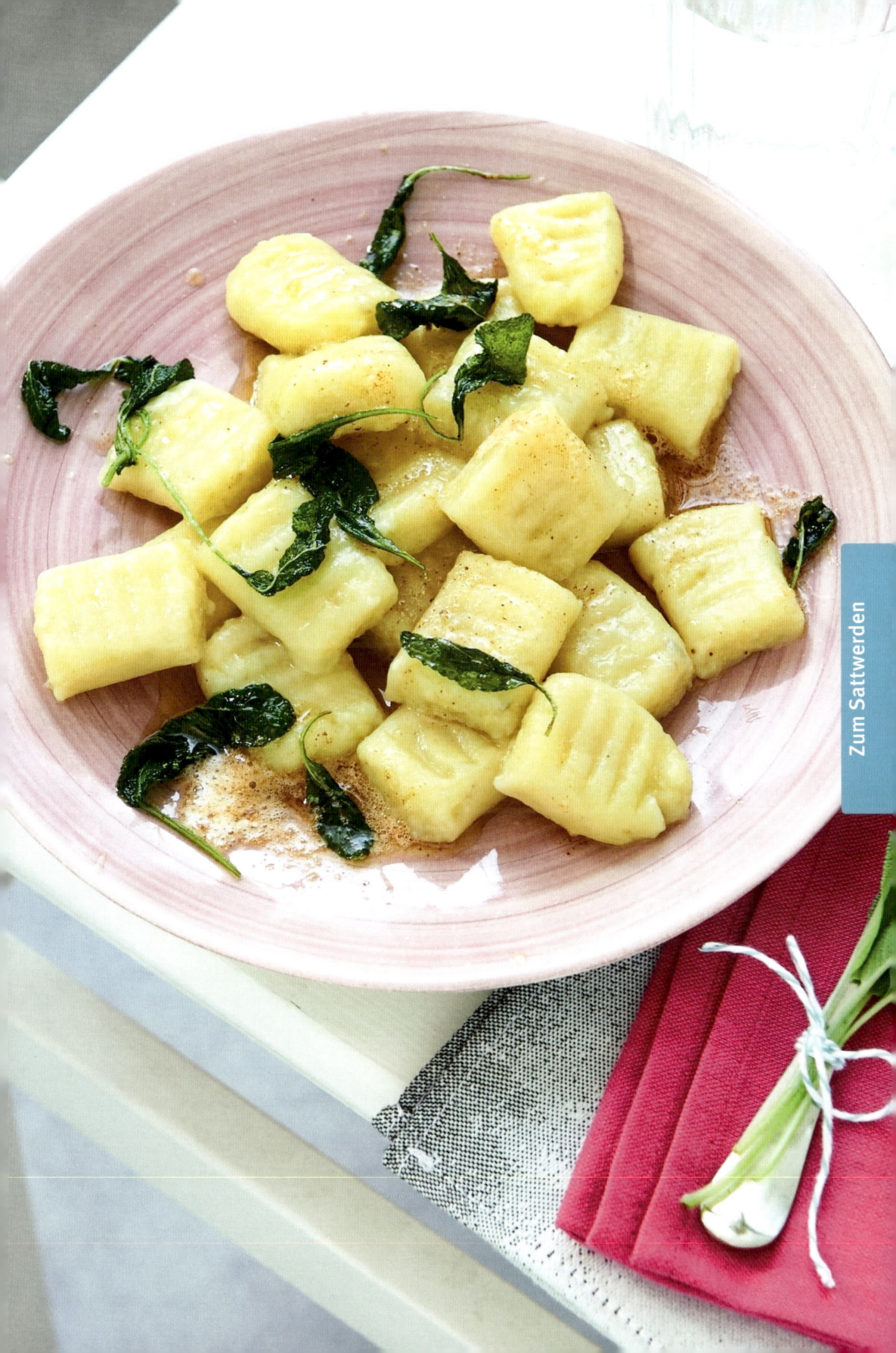

Schmeckt auch zu anderen Jahreszeiten

Gnocchi mit Tomaten und Frühlingskräutern

Besonders während einer Antihormontherapie und in der Nachsorge geeignet

Für 4 Portionen

15 Min

500 g Gnocchi (aus der Kühltheke, ohne Zusatzstoffe) • 100 g Frühlingskräuter (z. B. Spinat, Rucola, Bärlauch, Löwenzahn) • 2 Knoblauchzehen • 1–4 Chilischoten • 30 Cocktailtomaten • 2 EL Olivenöl • 200 g Schafskäse • mediterrane Kräuter und Petersilie, frisch oder TK • Salz, Pfeffer • 100 g Parmesan, grob gerieben

- Gnocchi mit kochendem Wasser aufgießen, ca. 3 Min. ziehen lassen.
- Frühlingskräuter waschen, trocken schleudern. Knoblauchzehen und Chilischoten klein hacken. Tomaten waschen, etwas einschneiden. Schafskäse würfeln.
- Knoblauch, Chilischoten und Tomaten in einer Pfanne mit Öl leicht andünsten. Gnocchi, Schafskäse und mediterrane Kräuter hinzufügen. Die Frühlingskräuter dazugeben, leicht vermengen.
- Salzen und pfeffern, mit Parmesan servieren.

Lieblingsrezept von Sven Bach (Seite 157)

Tipp Für Frauen mit einem »Wintergemüseabneigungssyndrom«.

Nährwerte pro Portion

470 kcal • 22 g E • 26 g F • 37 g KH

Enthält viel gesunde resistente Stärke

One-Pot »Multi-Kulti«

Besonders während einer Antihormontherapie und in der Nachsorge geeignet

Für 4 Portionen

25 Min.

250 g vorgegarte Kartoffeln • 200 g Hokkaidokürbis oder Möhren • 2 Zwiebeln • 1 Knoblauchzehe • 4 EL Raps- oder Olivenöl • 400 ml Gemüsebrühe (Seite 98) • 200 ml Kokosmilch • 100 g Hirse-Couscous oder Quinoa • 300 g Kichererbsen (Dose) oder Kidneybohnen (Dose) • 2 Paprika • Zucker, Salz, Pfeffer, Cayennepfeffer • Zitronensaft • Sojasauce • Petersilie, Schnittlauch, Giersch, Kresse

- Kartoffeln würfeln. Kürbis in Stücke schneiden.
- Zwiebeln und Knoblauchzehe klein schneiden, in Öl andünsten. Mit Gemüsebrühe und Kokosmilch aufgießen. Kartoffel- und Gemüsewürfel dazugeben, köcheln lassen.
- Hirse-Couscous in die Brühe geben, weiter köcheln lassen.
- Abgetropfte Kichererbsen dazugeben.
- Paprika putzen, klein schneiden, in den Eintopf geben, köcheln lassen. Mit Zucker, Gewürzen, Zitronensaft und Sojasauce abschmecken.
- Kräuter klein schneiden und das One-Pot-Gericht damit garnieren.

Nährwerte pro Portion

500 kcal • 12 g E • 25 g F • 50 g KH

Super für die Resteverwertung von Kartoffeln (siehe unten)

Kartoffeln mit Bohnen-Dip

Besonders geeignet nach einer Chemo- und Strahlentherapie

Für 4 Portionen

40 Min.

- 2 Dosen weiße Riesenbohnen (Abtropfgewicht ca. 480 g)
- 400 g pflanzliche Joghurtalternative, z. B. »Haferghurt«
- Thymian, frisch oder getrocknet
- Salz, Pfeffer
- 2 Zwiebeln
- 500 g Rucola oder Blattsalat oder Babyspinat
- 400 g vorgegarte Kartoffeln, festkochend
- 2 EL Olivenöl
- 1 TL Sonnenblumenkerne
- 1 TL Leinsamen, ganz

- Bohnen abtropfen lassen, Bohnenwasser auffangen.
- Bohnen mit pflanzlicher Joghurtalternative zu homogenem Brei pürieren, ggf. Bohnensud dazugeben, damit der Dip cremig wird.
- Thymian dazugeben, mit Salz und Pfeffer abschmecken, beiseitestellen.
- Zwiebeln klein schneiden. Rucola waschen, trocken schleudern. Kartoffeln in Stäbe schneiden.
- Öl in der Pfanne erhitzen, Kartoffelstäbe goldbraun rösten. Zwiebeln dazugeben, kurz mitbraten lassen.
- Sonnenblumenkerne und Leinsamen hinzufügen, ebenso Rucola. Alles zusammen kurz schwenken und mit dem Dip servieren.

Tipp Hülsenfrüchte sind prima pflanzliche Eiweißlieferanten. Der Sud aus den Konserven ist auch proteinreich und kann mit einem Handrührgerät zu Schaum (als Ersatz für Eischnee) aufgeschlagen vegane Kuchen und Desserts bereichern.
Die durch das Erkalten von Kartoffeln (auch Reis und Nudeln) entstandene resistente Stärke nutzen Dickdarmbakterien als Nahrung. Hierdurch wird das Darm-Immunsystem optimal gesund gehalten.

Nährwerte pro Portion

495 kcal • 22 g E • 13 g F • 63 g KH

Moderner Gemüsemix

Bunte Bowl

Besonders während einer Antihormontherapie geeignet

Für 4 Portionen

⏲ 30 Min.

Für die Bowl

80 g Hafer-, Dinkel- oder Gerstenflocken • 400 ml Gemüsebrühe (Seite 98) • 4 vorgegarte Kartoffeln • 1 reife Avocado • 500 g Feldsalat • 4 Möhren • 400 g (Räucher-)Tofu • 8 EL Sojasauce • 2 Knoblauchzehen • 2 EL Olivenöl • 4 EL Cashewkerne oder Pekannüsse

Für den Hummus

2 EL Sesammus, hell • 2 TL Kräutersalz • 80 ml Olivenöl • 3 TL Honig • 2 TL (Obst-)Essig • 4 EL Granatapfelkerne

- Haferflocken mit kochender Gemüsebrühe übergießen, ziehen lassen. Kartoffeln schälen und würfeln. Avocado schälen, fächerartig aufschneiden. Feldsalat waschen. Möhren würfeln.
- Tofu würfeln, mit Sojasauce und zerdrücktem Knoblauch marinieren, in 1 EL Öl anbraten.
- Möhren- und Kartoffelwürfel mit Cashewkernen und 1 EL Olivenöl anbraten.
- Sesammus mit Kräutersalz, Öl, Honig und Essig verrühren.
- Alle Zutaten in 4 Bowls verteilen, mit Hummus und Granatapfelkernen anrichten.

Nährwerte pro Portion

Bunte Bowl: 435 kcal • 26 g E • 24 g F • 34 g KH
Hummus: 280 kcal • 4 g E • 25 g F • 8 g KH

Der Klassiker aus Spanien – aufgepeppt

Tortilla mit Spinat und Tomaten

Besonders geeignet während und nach einer Chemo- und Strahlentherapie

Für 4 Portionen

⏲ 20 Min. + 20 Min. Backzeit

500 g Kartoffel-Reste (festkochende Kartoffeln) • 1 Knoblauchzehe • 1 große Zwiebel • 12 Cherrytomaten • 2 EL Olivenöl • 200 g Babyblattspinat • Petersilie, frisch, Thymian, getrocknet • 8 Eier • Salz, Pfeffer

- Kartoffeln in Scheiben schneiden. Knoblauchzehe pressen. Zwiebel in Ringe schneiden. Cherrytomaten in Scheiben schneiden.
- Öl in einer Pfanne erhitzen. Kartoffeln darin anrösten. Knoblauch und Zwiebeln dazugeben, weiterbraten. Tomaten und Spinat hinzufügen.
- Backofen auf ca. 200 °C Unter-/Oberhitze (Umluft 180 °C) vorheizen.
- Petersilie hacken. Eier mit Gewürzen und Kräutern verrühren.
- Eiermasse über die Kartoffel-Gemüse-Masse geben. In einem feuerfesten Gefäß ca. 20 Min. im Backofen fertig backen (stocken lassen).

Tipp Abgekühlt ist diese Tortilla für ein Meal prep wunderbar geeignet.

Nährwerte pro Portion

305 kcal • 16 g E • 17 g F • 21 g KH

» Tortilla mit Spinat und Tomaten

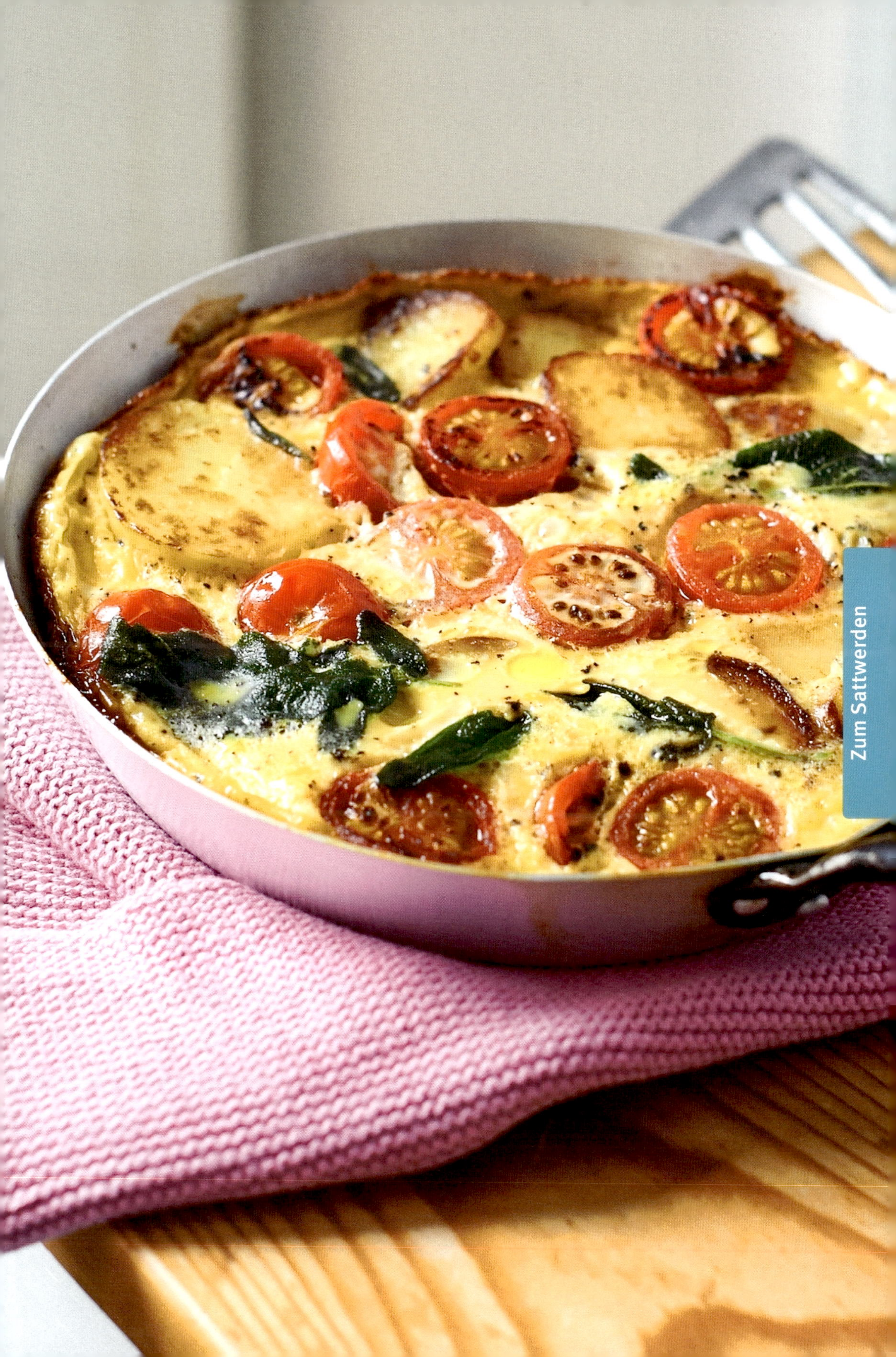

Enthält viel gesunde resistente Stärke

Spaghetti-Gemüse-Salat

Für alle Phasen geeignet

Für 4 Portionen

20 Min.

360 g vorgegarte Spaghetti • 2 Bio-Zitronen • 8 EL Olivenöl • Pfeffer, Salz • 500 g Kirschtomaten • 2 kleine Zucchini • 2 Bund Basilikum • 120 g Parmesan am Stück oder vegane Käsealternative

- Vorgegarte Spaghetti in eine Schüssel geben.

- Zitronenschalen abreiben, Saft auspressen, beides mit Öl verrühren. Mit Salz und Pfeffer kräftig abschmecken. Das Dressing über die Spaghetti geben.

- Die Tomaten vierteln. Die Zucchini mit Spiralschneider in Spaghetti schneiden. Basilikumblätter waschen und trocken schütteln.

- Tomaten und Zucchini unter den Salat mischen.

- Parmesan oder vegane Käsealternative hobeln.

- Das Nudel-Gemüse-Gemisch vermengen, Basilikum und Parmesan darüber verteilen.

Nährwerte pro Portion

470 kcal • 27 g E • 28 g F • 35 g KH

Bodenständiges – passt immer

Spitzkohlauflauf mit Rinderfilet

Während der Antihormontherapie geeignet

Für 4 Portionen

15 Min. + 20 Min. Backzeit

1 kleiner Spitzkohl • frische Kräuter der Saison • 2 EL Sonnenblumenöl • 600 g Rinderfilet • 60 ml Sahne • 200 ml Milch, 3,5 % Fett • 100 g Emmentaler • Salz, Pfeffer

- Kohl putzen, Strunk entfernen, in 1 cm breite Streifen schneiden. Kräuter waschen, trocken tupfen, klein hacken.

- Kohlstreifen in einer Pfanne mit 1 EL Öl andünsten. Salzen, pfeffern, ca. 10 Min. zugedeckt schmoren lassen. Abtropfen lassen, Sud auffangen.

- Rinderfilet in Streifen schneiden, in der Pfanne mit 1 EL Öl anbraten.

- Sud mit Sahne und Milch verrühren, salzen und pfeffern.

- Zuerst den Spitzkohl, dann die Rinderfiletstreifen in eine eingeölte Auflaufform geben, die Sahnemischung darübergießen.

- Geriebenen Käse darüberstreuen, im vorgeheizten Ofen bei 180 °C Ober-/Unterhitze (160 °C Umluft) ca. 20 Min. backen.

- Kräuter über den Auflauf streuen.

Lieblingsrezept von Steffi Metty (Seite 157)

Nährwerte pro Portion

455 kcal • 44 g E • 26 g F • 8 g KH

Leckeres im Frühling

Spargel-Wrap mit Lachs

Besonders während einer Antihormontherapie und der Nachsorge geeignet

Für 4 Portionen

40 Min.

500 g Spargel • 1 EL Zitronensaft • 200 g Dinkelvollkornmehl • Salz • 1 TL Weinsteinbackpulver • 100 ml Wasser • 3 EL Raps- oder Olivenöl • 250 g Naturjoghurt, 1,5 % Fett, oder pflanzliche Alternative, ungesüßt • Salz, Pfeffer • 4 TL Rohrohrzucker oder Honig • etwas Dill • 200 g Blattsalat oder Rucola • 300 g Räucherlachs • 4 TL Raps- oder Olivenöl zum Ausbacken

- Spargel schälen, in Zitronenwasser gar kochen.
- Mehl mit Salz und Weinsteinbackpulver vermengen, mit Wasser und Öl verrühren und zu einem glatten Teig kneten. Teig ca. 15 Min. kühlen.
- Joghurt mit Gewürzen, Rohrohrzucker und Dill verrühren.
- Blattsalat waschen, trocken schleudern. Räucherlachs in Streifen schneiden.
- Teig in 8 Portionen teilen, rund und dünn ausrollen, in einer Pfanne mit Öl von beiden Seiten goldbraun backen.
- Wraps mit Joghurtmarinade bestreichen, mit Salat, Spargel und Lachs belegen, aufrollen und servieren.

Nährwerte pro Portion

480 kcal • 27 g E • 20 g F • 42 g KH

Liefert wertvolles Eiweiß und Jod

Kabeljau mit Süßkartoffelstampf

Für alle Phasen geeignet

Für 4 Portionen

45 Min.

500 g Süßkartoffeln • je 2 rote und gelbe Paprika • 1 EL Olivenöl • 120 ml Milch, 1,5 % Fett • 50 g Butter • Muskatnuss • Salz, Pfeffer • einige Zweige Petersilie und Estragon • 4 Kabeljaufilets à ca. 150 g

- Süßkartoffeln schälen, würfeln und in kochendem Wasser garen.
- Rote und gelbe Paprika waschen, entkernen und würfeln.
- Paprikawürfel in einer Pfanne mit Öl andünsten.
- Süßkartoffeln abgießen, durch die Kartoffelpresse drücken. Mit Milch und 30 g Butter zu einem Stampf vermengen, mit Muskat, Salz und Pfeffer abschmecken.
- Petersilie und Estragon waschen, trocknen und fein hacken.
- Kabeljaufilets säubern und salzen. In 20 g Butter von beiden Seiten ca. 2–3 Min. braten.
- Süßkartoffelstampf auf die Teller verteilen, Paprika darübergeben.
- Den Fisch darauf anrichten, mit den Kräutern garnieren.

Nährwerte pro Portion

450 kcal • 31 g E • 16 g F • 40 g KH

Weckt Erinnerungen an den Urlaub am Meer

Mediterraner Fischtopf

Besonders während einer Antihormontherapie und der Nachsorge geeignet

Für 4 Portionen

70 Min.

- 1 Tütchen Safranfäden
- 2 Zwiebeln oder 4 Frühlingszwiebeln
- 1 Stange Lauch
- 4 Knoblauchzehen
- 2–3 EL Olivenöl
- 1 Lorbeerblatt
- 1 TL Majoran, frisch oder getrocknet
- 1 TL Bio-Orangenschale
- 1 rote Paprikaschote
- 500 g Tomaten, gehäutet oder aus der Dose, klein geschnitten
- 250 ml Tomatenpüree
- 2 EL Tomatenmark
- 500 ml Fischfond
- 1 EL Rohrohrzucker
- 4 EL grüne Oliven
- 4 EL Kapern
- 500 g Fischfilet z. B. Dorade, Dorsch, Kabeljau, Rotbarbe, Skrei oder ähnliche »weiße« Fische
- Salz, Pfeffer
- 1 EL Petersilie, klein geschnitten

- Safranfäden in 2 EL heißem Wasser einweichen.

- Zwiebeln würfeln, Lauch in kleine Quadrate schneiden und Knoblauchzehen pressen. Paprika putzen und würfeln.

- Olivenöl in einer Pfanne sanft erhitzen, darin Zwiebeln, Lauchringe und Knoblauch zusammen mit Lorbeerblatt und Majoran ca. 10 Min dünsten. Ab und zu durchschwenken.

- Orangenschale, Paprika und die Tomaten dazugeben und weitere 10 Min. bei mittlerer Hitze ziehen lassen.

- Mit Tomatenpüree, Tomatenmark und Fischfond auffüllen. Aufgelösten Safran und Zucker unterrühren.

- Alles kurz aufkochen und weitere 15 Min. köcheln lassen.

- Oliven in Scheiben schneiden. Kapern abtropfen lassen

- Fischfilets säubern, in mundgerechte Stückchen schneiden und im Tomatensud 10 Min. mitköcheln lassen. Mit Salz und Pfeffer abschmecken.

- Lorbeerblatt entfernen und die Hälfte der klein geschnittenen Petersilie unterrühren.

- Anrichten und die restliche Petersilie darüberstreuen.

Nährwerte pro Portion

280 kcal • 27 g E • 9 g F • 19 g KH

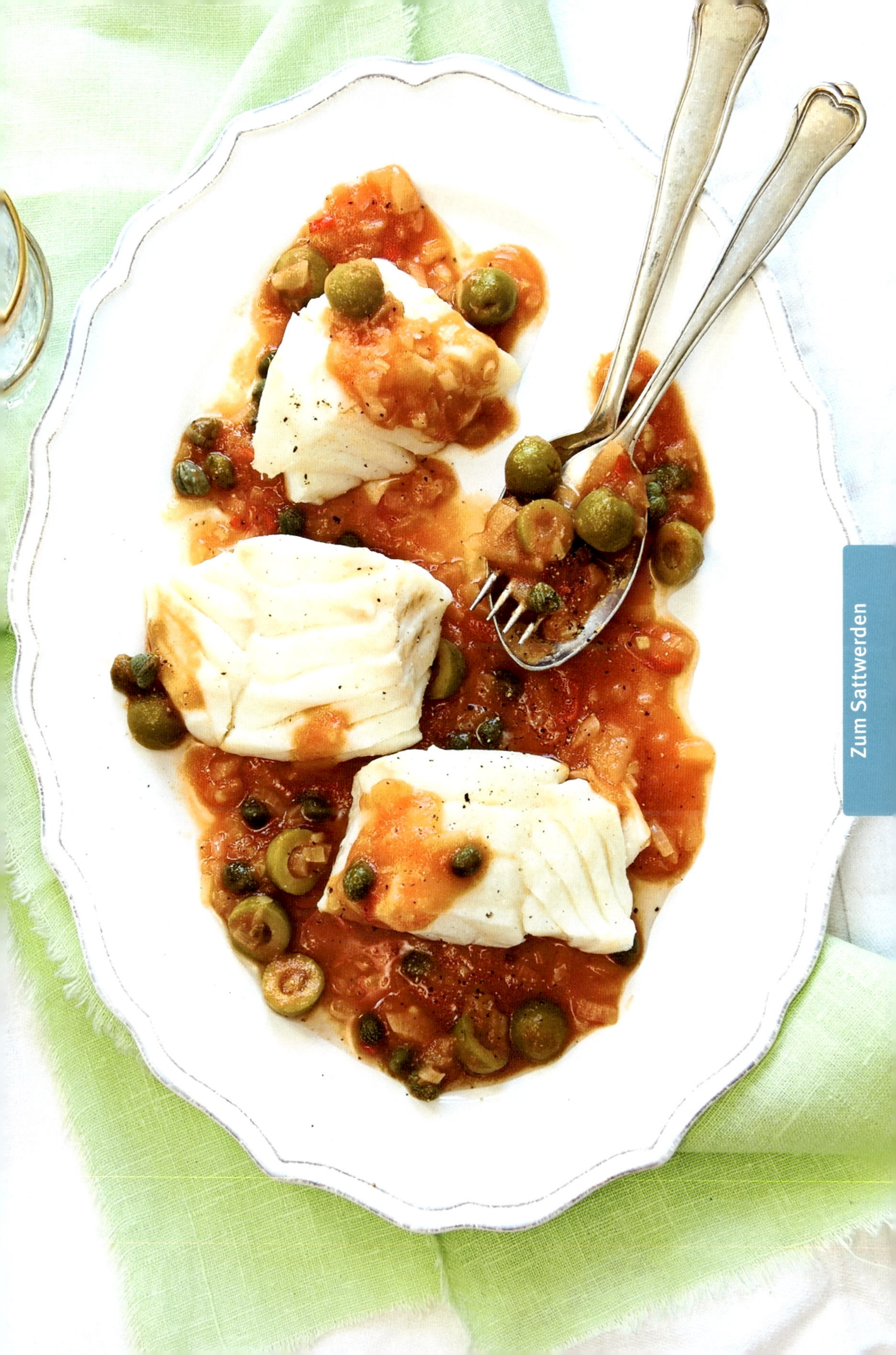

Unterstützt nachweislich das Immunsystem – seit Jahrhunderten bekannt

Stärkende Hühnerbrühe

Für alle Phasen geeignet
Für 4 Portionen
3–4 Std. inkl. Kochzeit

- 1 Suppenhuhn
- 2 Lorbeerblätter
- 1 TL weiße Pfefferkörner
- 2 Möhren
- 150 g Staudensellerie
- 150 g Lauch
- 1 Zwiebel
- 6 Petersilienstängel
- 2 Wacholderbeeren
- etwas Muskatnuss, gerieben
- Salz, Pfeffer

● Suppenhuhn in einen großen Topf geben, mit ca. 2,5 Liter Wasser angießen, aufkochen und bei niedriger Hitze 1 Std. zugedeckt köcheln lassen. Aufsteigenden Schaum immer wieder sorgfältig abschöpfen, so bleibt die Brühe schön klar. Zwischendurch kontrollieren, ob Huhn noch mit Wasser bedeckt ist, ggf. auffüllen.

● Nach 20 Min. Lorbeerblätter und Pfefferkörner dazugeben.

● Gemüse waschen, schälen bzw. putzen und klein schneiden. Zwiebel schälen und halbieren.

● Alles zusammen mit der Petersilie und den Wacholderbeeren zum Huhn geben, weitere 1–1,5 Std. köcheln lassen, bis alles gar ist und sich die Haut leicht vom Huhn löst.

● Huhn herausnehmen, beiseitelegen.

● Hühnerbrühe in einen zweiten Topf abseihen, mit Salz, Pfeffer und Muskat abschmecken.

Varianten Möhren und Sellerie können aus dem Gemüse heraussortiert und als Einlage wieder in die Brühe gegeben werden. Eine weitere gute Suppeneinlage: Suppennudeln oder Reis. Eine besonders hochwertige, weil eiweißreiche Suppeneinlage ist das klein geschnittene Hühnerfleisch.

Tipp Die Brühe kann in Eiswürfelbehältern eingefroren werden und für »schlechte Tage«, wenn es schnell gehen soll, genutzt werden.

Nährwerte pro Portion
160 kcal • 17 g E • 10 g F • 2 g KH

Streichelt den Gaumen

Genießer*innen-Salat

Besonders während einer Antihormontherapie und der Nachsorge geeignet

Für 4 Portionen

35 Min.

16 Stiele bunter Mangold oder 4 Handvoll frischer Spinat • 4 kleine Zwiebeln • 4 EL Raps- oder Olivenöl • 4 Zehen Knoblauch • 160 g Gerstengraupen oder Bulgur • 400 g Ziegenfrischkäse • Salz, Pfeffer • 1–2 TL Gemüsebrühe (S. 98)

- Mangold gut waschen, Stiele und Blätter getrennt klein schneiden. Zwiebeln würfeln.
- Die Mangoldstiele mit den Zwiebeln im Öl anbraten, dann die Mangoldblätter dazugeben, Knoblauch dazupressen und alles dünsten. Auskühlen lassen.
- Graupen in 2 l Gemüsebrühe 15–20 Min. köcheln lassen. Mit kaltem Wasser in einem Sieb durchspülen und auskühlen lassen.
- Das Gemüse mit den Graupen vermengen.
- Frischkäse teelöffelweise unterrühren, salzen und pfeffern und kurz durchziehen lassen. Schmeckt lauwarm und kalt.

Lieblingsrezept von Antje Lüken (Seite 157)

Tipp Das Beta(β)-Glucan in den Gerstengraupen ist auch für die Darmbakterien ein Genuss.

Nährwerte pro Portion

425 kcal • 14 g E • 22 g F • 36 g KH

Liefert viel Eiweiß

Regenerations-Bowl

Besonders während und nach einer Chemo- oder Strahlentherapie geeignet

Für 4 Portionen

45 Min.

200 g Buchweizen oder Quinoa • 800 ml Gemüsebrühe (Seite 98) • 300 g Hokkaido-Kürbis • 200 g Süßkartoffeln oder Möhren • 2 EL Raps- oder Olivenöl • 400 g Brokkoliröschen, frisch oder TK • 1 Bund Rucola • 1 Bio-Zitrone • 400 g Naturjoghurt, 1,5 % Fett • Salz, Pfeffer • Kurkuma, Curry, Chilipulver nach Belieben • Rohrohrzucker • 4 EL Cashewkerne oder Cashew- oder Mandelmus

- Buchweizen abspülen. In der Gemüsebrühe ca. 25 Min. köcheln, abtropfen lassen.
- Kürbisfruchtfleisch und geschälte Süßkartoffeln würfeln. Im Öl in einer Pfanne anbraten.
- Brokkoliröschen in kochendem Wasser ca. 5 Min. bissfest garen.
- Rucola waschen und trocken schleudern.
- Zitrone heiß abspülen, abtrocknen, Schale abreiben, Saft auspressen. Zitronenschale und -saft mit Joghurt verrühren, mit den Gewürzen abschmecken.
- Buchweizen, Gemüse und Rucola in einer Bowl anrichten, den Joghurt-Dip darauf verteilen. Cashewkerne als Topping daraufgeben.

Nährwerte pro Portion

485 kcal • 15 g E • 13 g F • 69 g KH

Prima Resteverwertung mit Hochgenuss

Leckere Kartoffeln im Lachsmantel

Für alle Phasen geeignet

Für 4 Portionen

20 Min. + 30 Min. Backzeit

16 kleine Kartoffeln (z. B. Drillinge), vorwiegend festkochend • 400 g Räucherlachs • 120 g Gemüsezwiebel • Pfeffer, frisch gemahlen • 100 ml Gemüsefond • 1 Knoblauchzehe • 20 ml Olivenöl

Kartoffeln waschen und als Pellkartoffeln ca. 12 Min. vorgaren, abschälen und etwas abkühlen lassen.

- Räucherlachs in Streifen schneiden, jeweils einen Streifen um eine Kartoffel legen.
- Gemüsezwiebel sehr fein hobeln, in eine ofenfeste Form geben.
- Kartoffeln dicht nebeneinander auf die Zwiebeln setzen, kräftig mit Pfeffer würzen, Gemüsefond dazugießen.
- Knoblauchzehe zerdrücken, unter das Olivenöl rühren. Das Öl über die Kartoffeln träufeln.
- Kartoffeln im vorgeheizten Ofen bei 190 °C Ober-/Unterhitze (180 °C Umluft) ca. 30 Min. backen.

Tipp Eignet sich für die Kartoffel-Reste-Verwertung – und bringt dabei die resistente Stärke für die Darmbakterien mit.

Nährwerte pro Portion

285 kcal • 23 g E • 14 g F • 16 g KH

Fix zubereitet und lecker

Tomaten-Gratin

Nach Chemo-, Strahlentherapie, nach OPs und in der Nachsorge geeignet

Für 4 Portionen

12 Min.

4 Knoblauchzehen • 8 kleine Tomaten, können auch Cherry-Tomaten sein • Salz, Pfeffer • 4 TL getrocknete Kräuter der Provence • 200 g Reibekäse (z. B. Emmentaler) • 2 EL Olivenöl

- Kalte Pfanne mit den aufgeschnittenen Knoblauchzehen einreiben.
- Tomaten in Scheiben schneiden, in die Pfanne legen, zugedeckt erhitzen.
- Nach ca. 2 Min. Tomaten wenden, mit Gewürzen, Kräutern und Käse bestreuen, bei ausgeschalteter Herdplatte weitere 2 Min. garen.
- In der letzten halben Minute die Tomaten mit Öl beträufeln und gleich genießen.

Variante Wenn Sie Fleischtomaten verwenden, können Sie diese auch, statt in der Pfanne, auf einem Backblech zubereiten und statt Reibekäse mit 250 g Frischkäse überbacken. Für den gesunden Knusperefekt eignen sich Pinienkerne gut.

Tipp Die warmen Tomaten passen super zum Kuschelbrot (Seite 96) und auch zum Proteinbooster-Brot (Seite 92).

Nährwerte pro Portion

120 kcal • 10 g E • 7 g F • 4 g KH

» Tomaten-Gratin

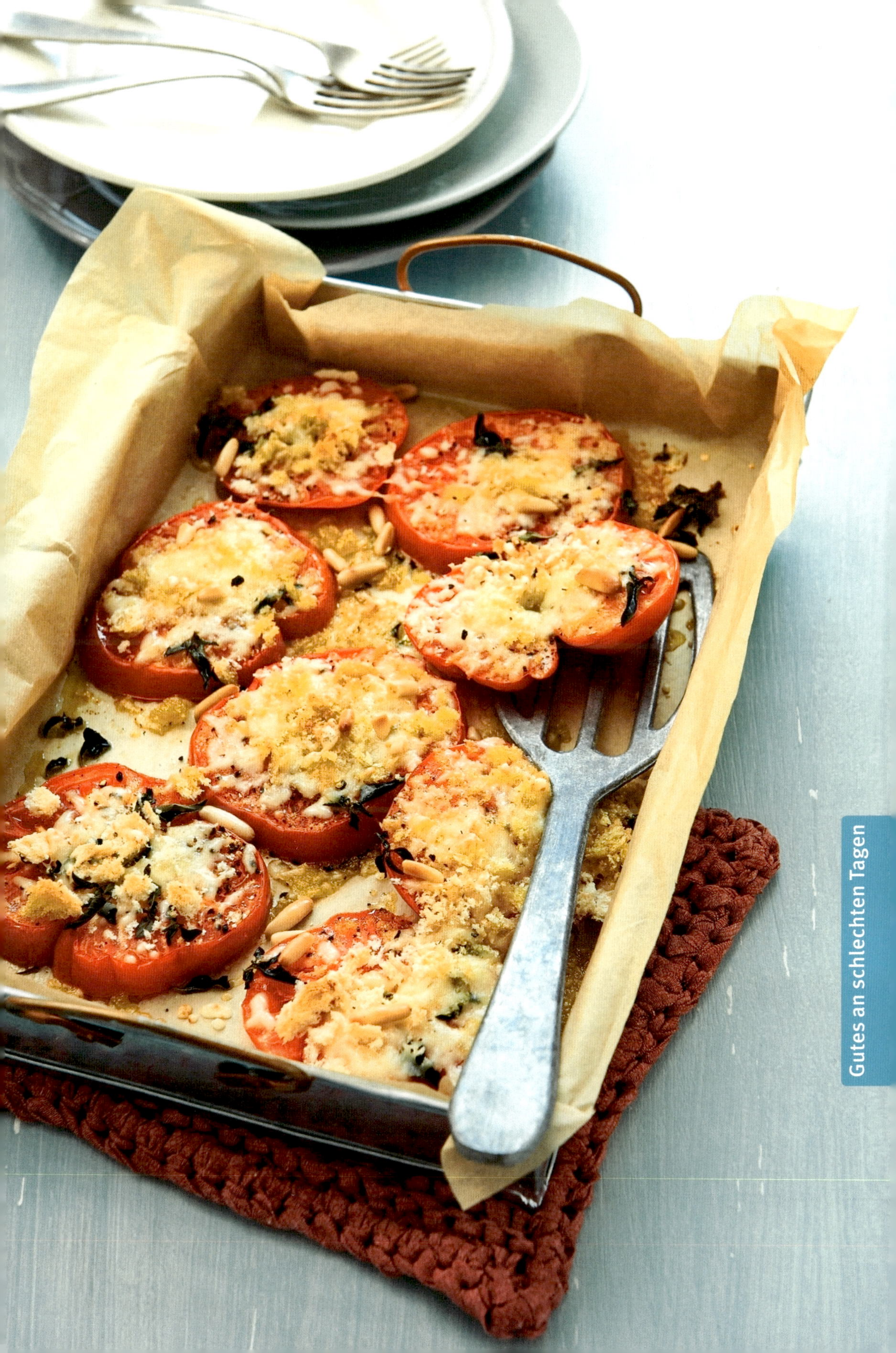

Keine Pizza – aber lecker

Pink Tarte

Besonders während einer Antihormontherapie und in der Nachsorge geeignet

Für 1 Springform, ca. 8 Portionen

2,5 Std. inkl. Kühl- und Backzeit

Teig

- 2 EL Leinsamen, ganz
- 4 EL Wasser
- 120 g Hafervollkornmehl
- 40 g Reismehl
- 60 g Kartoffel- oder Maisstärke
- 1 TL Flohsamenschalen oder Johannisbrot-/Guarkernmehl
- Salz
- 100 g Butter
- 120 g Magerquark

Belag

- 1 Zwiebel
- 1 Knoblauchzehe
- 500 g Rote Bete (vorgegart)
- 1 EL Raps- oder Olivenöl
- Pfeffer
- 200 g Feta
- 2 Eier
- 160 g Frischkäse, 30 % Fett i. Tr.
- etwas Hafermehl zum Bestäuben
- 20 g Sesam

- Leinsamen in Wasser einweichen, quellen lassen.
- Hafer- und Reismehl, Stärke und Flohsamenschalen mit Salz vermischen. Butter, Quark und Leinsamen dazugeben und zu einem homogenen Teig verkneten (ggf. mit den Knethaken eines Handrührgerätes).
- Zu einer Rolle formen, in Folie eingewickelt ca. 1 Std. im Kühlschrank ruhen lassen.
- Zwiebeln und Knoblauch klein schneiden. Rote Bete in Würfel schneiden.
- Zwiebeln, Knoblauch und Rote-Bete-Würfel in einer Pfanne mit Öl anbraten. Mit Pfeffer würzen, abkühlen lassen.
- ⅓ des Feta-Käses zerbröseln, mit Eiern und Frischkäse vermengen, mit Pfeffer abschmecken.
- Backofen auf 200 °C Ober-/Unterhitze (180 °C Umluft) vorheizen.
- Springform einfetten, mit Hafermehl bestäuben.
- Teig auf bemehlter Fläche ausrollen, in die Form legen und Rand bilden.
- Zwiebel-Rote-Bete-Mischung auf den Teig geben. Feta-Eier-Masse als Guss darüber verteilen. Den restlichen Feta über die Tarte bröseln.
- Im vorgeheizten Ofen ca. 35 Min. backen.
- Mit Sesam bestreuen, Backtemperatur drosseln und in ca. 10 Min. fertig backen.
- Schmeckt warm und kalt lecker.

Nährwerte pro Portion

435 kcal • 15 g E • 35 g F • 25 g KH

Snack ohne schlechtes Gewissen

Käsechips zum Knuspern

Für alle Phasen geeignet

Für 4 Portionen

20 Min.

100 g Emmentaler • 100 g Parmesan • 1 TL getrocknete Kräuter, z. B. Thymian, Rosmarin, Oregano, italienische Kräuter • ½ TL Cayennepfeffer

- Backofen auf 180 °C Ober-/Unterhitze (180 °C Umluft) vorheizen.
- Emmentaler und Parmesan fein reiben.
- Geriebenen Käse mit getrockneten Kräutern und Cayennepfeffer mischen.
- Die Käse-Kräuter-Masse teelöffelweise in kleinen Häufchen auf einem mit Backpapier belegten Backblech verteilen. Abstand beachten, da die Häufchen zerlaufen.
- Im vorgeheizten Ofen 6–10 Min. backen, bis eine goldbraune Farbe erreicht ist.
- Die Chips abkühlen lassen und genießen.

Tipp Die Chips eignen sich gut als »Low-Carb«-Zwischenmahlzeit.

Nährwerte pro Portion

195 kcal • 16 g E • 14 g F • 0 g KH

Liefern Tryptophan – für gute Stimmung

Good-Mood-Pancakes

Besonders während und nach einer Chemo- oder Strahlentherapie und nach OPs geeignet

Für 4 Portionen

15 Min.

300 g Hafer- oder Dinkelvollkornmehl • 1 EL Backkakao, stark entölt • 2 TL Weinsteinbackpulver • 1 Banane • 1 EL pflanzlicher Frischkäse • 100 g Seidentofu • 200 ml Hafer- oder Mandeldrink • 1 EL Rohrohrzucker oder pflanzlicher Honig • Salz • 4 TL Rapsöl • Rohrzucker-Zimt-Mischung

- Mehl mit Backkakao und Weinsteinbackpulver mischen.
- Banane zerdrücken, mit Frischkäse, Seidentofu, Pflanzendrink, Zucker und Salz vermengen.
- Mehlmischung mit der Tofu-Mischung zu einem homogenen Teig verrühren.
- Nacheinander in einer Pfanne mit dem Öl kleine runde Pancakes ausbacken.
- Im Backofen warmhalten, zum Essen mit Zucker-Zimt-Mischung bestreuen und genießen.

Tipp Dazu passt ein kühler Hafer- oder Mandeljoghurt mit Kakaonibs als Dip.

Nährwerte pro Portion

405 kcal • 12 g E • 11 g F • 61 g KH

»selfmade«

Feelgood-Mandelecken

Besonders nach einer Chemo- und Strahlentherapie und in der Nachsorge geeignet
Für 1 Blech, ca. 20 Quadrate (= 40 Dreiecke)
1 Std. inkl. Back- und Abkühlzeit

40 g Leinsamen, ganz • 120–150 ml Wasser • 650 g Dinkelmehl Type 1050 oder Hafermehl • 12 g Weinsteinbackpulver • 380 g Rohrohrzucker • 620 g Butter oder pflanzliche Alternative • 160 g Pflaumenmus • 800 g gestiftelte Mandeln • 500 g Zartbitterschokolade

- Leinsamen in Wasser quellen lassen.
- Leinsamen mit Mehl, Backpulver, 180 g Rohrohrzucker und 300 g Butter verkneten.
- Teig in eine rechteckige Backform füllen oder auf ein Backblech streichen.
- Mit Pflaumenmus bestreichen.
- 320 g Butter, 200 g Rohrohrzucker und Mandeln vermischen und gleichmäßig auf das Pflaumenmus streichen.
- Die Teigmasse im Backofen bei 180 °C Umluft ca. 25 Min. backen.
- Die noch warmen Mandelecken zu Rechtecken, dann zu Dreiecken schneiden und abkühlen lassen.
- Schokolade schmelzen lassen. Mandelecken zur Hälfte in die Schokolade tauchen, abkühlen lassen.

Nährwerte pro Portion
410 kcal • 7 g E • 28 g F • 30 g KH

Lässt sich gut vorbereiten

Gute-Laune-Auflauf mit Früchten und Mandeln

Für alle Phasen geeignet
Für 4 Portionen
15 Min. + 20 Min. Backzeit

200 g Hafer- oder Dinkelflocken • 1 TL Backpulver • 300 ml Milch, 1,5 % Fett, oder pflanzliche Alternative • 1 Ei • 2 EL Rohrohrzucker oder Honig • Salz • Zimt • 200 g (TK-)Beeren oder gewürfelte Äpfel und Birnen • 1 Banane • 120 g gehackte oder gemahlene Mandeln, Haselnüsse oder Walnüsse

- Backofen auf 200 °C Ober-/Unterhitze (180 °C Umluft) vorheizen.
- Flocken mit dem Backpulver mischen.
- Milch und Ei verquirlen, mit Rohrohrzucker, Zimt und Salz vermischen. Die Milch-Ei-Masse mit den Flocken vermengen.
- Beeren bzw. Obst dazugeben, Banane in Scheiben schneiden, zusammen mit den Mandeln unterheben.
- Den Teig in eine ofenfeste Form füllen, im vorgeheizten Ofen 15–20 Min. backen.
- Heiß oder abgekühlt genießen.

Tipp Mit etwas Vanillesauce schmeckt der Auflauf besonders gut!

Nährwerte pro Portion
490 kcal • 16 g E • 8 g F • 50 g KH

» Gute-Laune-Auflauf mit Früchten und Mandeln

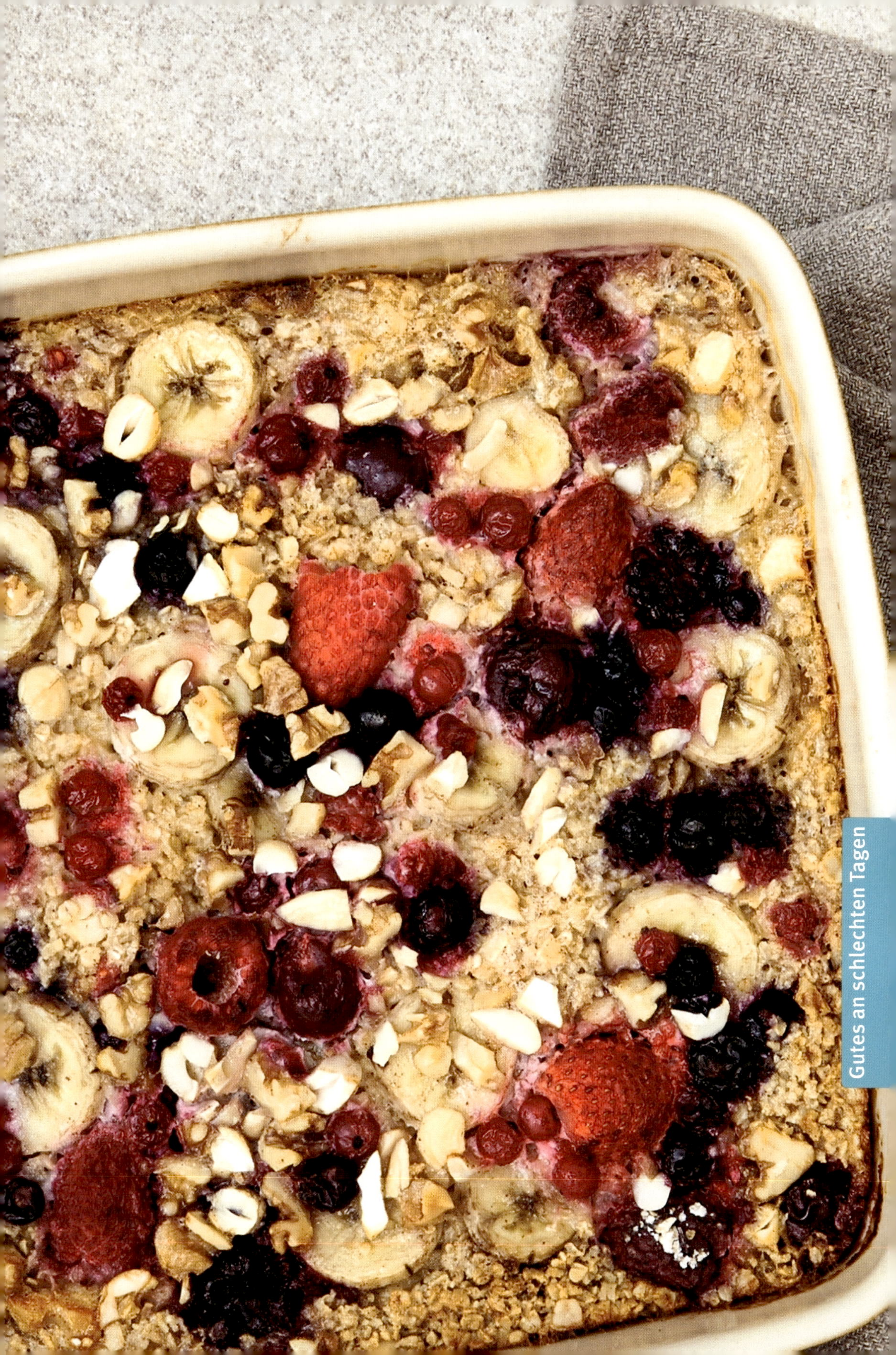

Süßspeisen-Klassiker – hilft immer

Wärmender Milchreis mit Zimt

Besonders während und nach einer Chemo- und Strahlentherapie geeignet

Für 4 Portionen

35 Min. inkl. Koch-/Quellzeit

1 l Milch, 1,5 % Fett, oder pflanzliche Alternative • 1 EL Bio-Orangen- oder -Zitronenabrieb • 1 Pack. Vanillezucker • 1 TL Ceylon-Zimt • 3 EL Rohrohrzucker oder Honig • 1 Prise Salz • 120 g Milchreis • etwas Zimt zum Bestreuen

- Milch oder pflanzliche Alternative mit würzenden Zutaten mischen.
- Milchreis einrühren, einmal aufkochen lassen.
- Danach 20–25 Min. bei milder Hitze köcheln und quellen lassen, gelegentlich umrühren.
- In Dessertschüsseln geben und mit Zimt bestreuen.

Variante Sie können frisches Obst oder Kompottfrüchte dazu genießen, z. B. Apfelmus, Beerenmark oder Rote Grütze.

Nährwerte pro Portion

285 kcal • 11 g E • 4 g F • 50 g KH

Gesunder Smoothie

Wohlfühl-Shake

Besonders geeignet während und nach einer Chemo- und Strahlentherapie

Für 4 Portionen

8 Min.

800 ml Hafer- oder Mandeldrink • 2 EL Weizenkeimöl • 12 getrocknete Datteln • 4 Handvoll Babyspinat • 1 Handvoll Mandeln oder Walnüsse • 1 Stück frischer Ingwer (ca. 1 cm) oder 1 TL gemahlener Ingwer • 2 EL Rohrohrzucker oder veganer Honig • 2 EL Mandelmus

- Alle Zutaten in einen Mixer geben und kräftig pürieren.
- Den Shake löffelweise genießen, gerne auch etwas im Mund und auf der Zunge zergehen lassen.

Variante Statt der Datteln können auch 2 Bananen verwendet werden. Diese enthalten ebenfalls viel Tryptophan, den Ausgangsstoff für Serotonin – das Glücksmacher- und Wohlfühlhormon.

Tipp Der Shake ist außerdem reich an den Vitaminen A, C und E – super für das Immunsystem.

Nährwerte pro Portion

275 kcal • 4 g E • 12 g F • 35 g KH

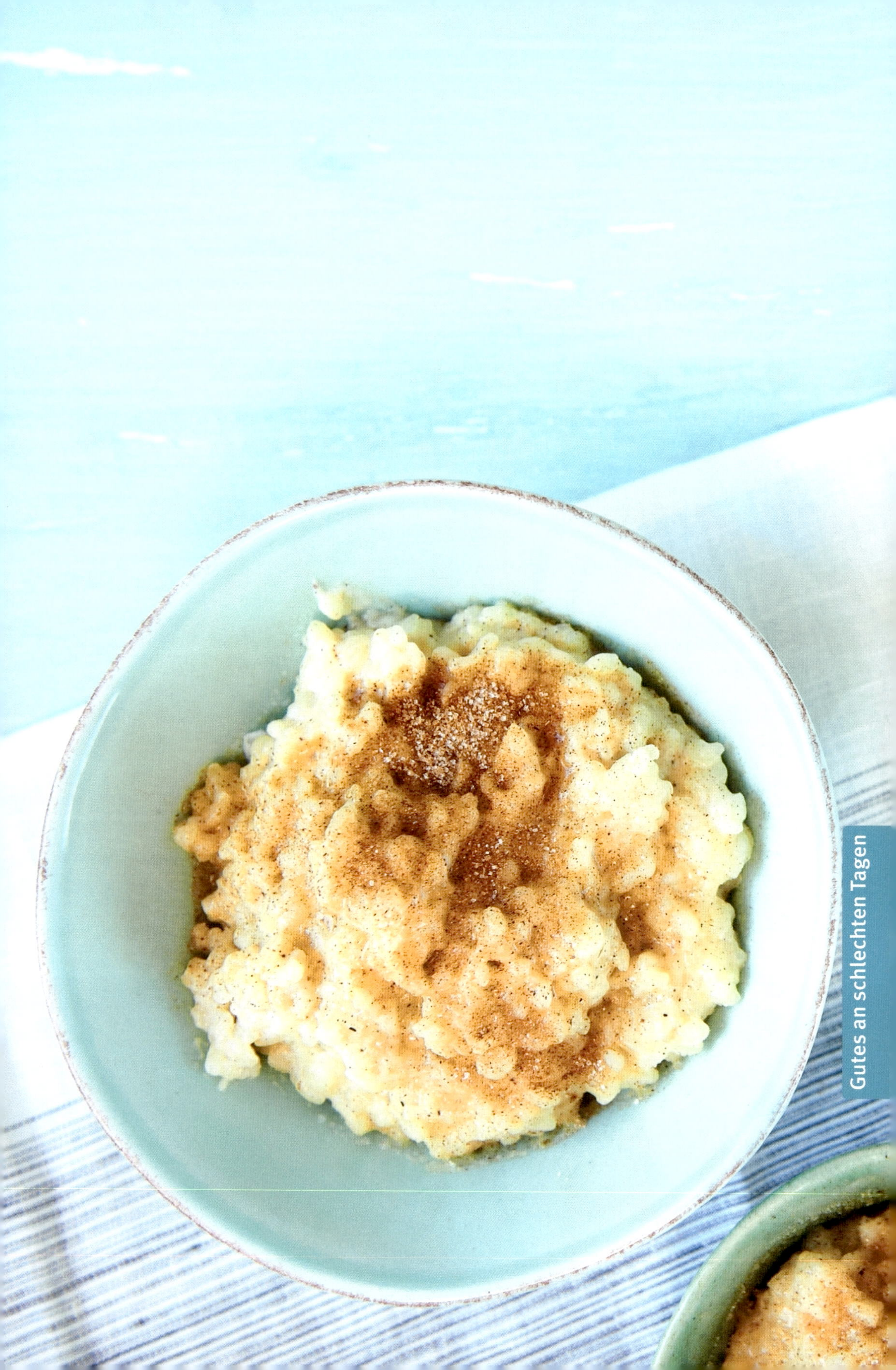

Als Snack und Dessert bestens geeignet

Lieblings-Kraftkugeln

Besonders nach einer Chemo- und Strahlentherapie und in der Nachsorge geeignet
Für ca. 20 Kugeln
20 Min. + ca. 8 Std. Kühlzeit

20 g Kokosraspel • 2 EL Amaranth- oder Quinoa-Pops • 50 g Dinkelvollkornflocken • 3 EL Multivitaminsaft • 100 g getrocknete Datteln • 100 g Pekannüsse oder andere Nüsse bzw. Mandeln • 2 EL Honig • 1 Prise Salz • Zimt

- Kokosraspel in einer Pfanne ohne Fett goldgelb anrösten.
- Abkühlen lassen, mit den Amaranth- oder Quinoa-Pops vermengen, beiseitestellen.
- Dinkelflocken in 2 EL Saft einweichen.
- Datteln und Nüsse mit restlichem Saft, Honig, Salz und Zimt in einem Mixer zerkleinern. Die eingeweichten Dinkelflocken unterheben.
- Mit angefeuchteten Händen kleine Kugeln formen und diese in der Kokos-Amaranth-Mischung wenden.
- Die Kraftkugeln über Nacht in den Kühlschrank stellen und am nächsten Tag genießen.

Tipp Die Kugeln halten sich 3–4 Tage im Kühlschrank frisch.

Nährwerte pro Portion
150 kcal • 2 g E • 8 g F • 18 g KH

Ruck-zuck-Rezept

Schneller Mandel-Schoko-Tassenkuchen

Für alle Phasen geeignet
Für 4 Portionen bzw. Tassen
15 Min. + 20 Min. Backzeit

4 Eier • 120 g gemahlene Mandeln • 125 g Magerquark • 2 EL Zucker • 1 Msp. Zimt • 1 TL Weinsteinbackpulver • 10 g Backkakao • 20 g Kakaonibs oder gehackte Schokolade

- Backofen auf 180 °C Umluft vorheizen oder die Mikrowelle verwenden.
- Alle Zutaten in eine Schüssel geben. Mit einem Handrührgerät gut verrühren.
- Den Teig in 4 Tassen füllen.
- Bei höchster Stufe für 2 Min. in die Mikrowelle geben – oder bei 180 °C Umluft ca. 20 Min. im Backofen backen.

Lieblingsrezept von Martina Amon (Seite 157)

Nährwerte pro Portion
355 kcal • 27 g E • 52 g F • 11 g KH

» Schneller Mandel-Schoko-Tassenkuchen

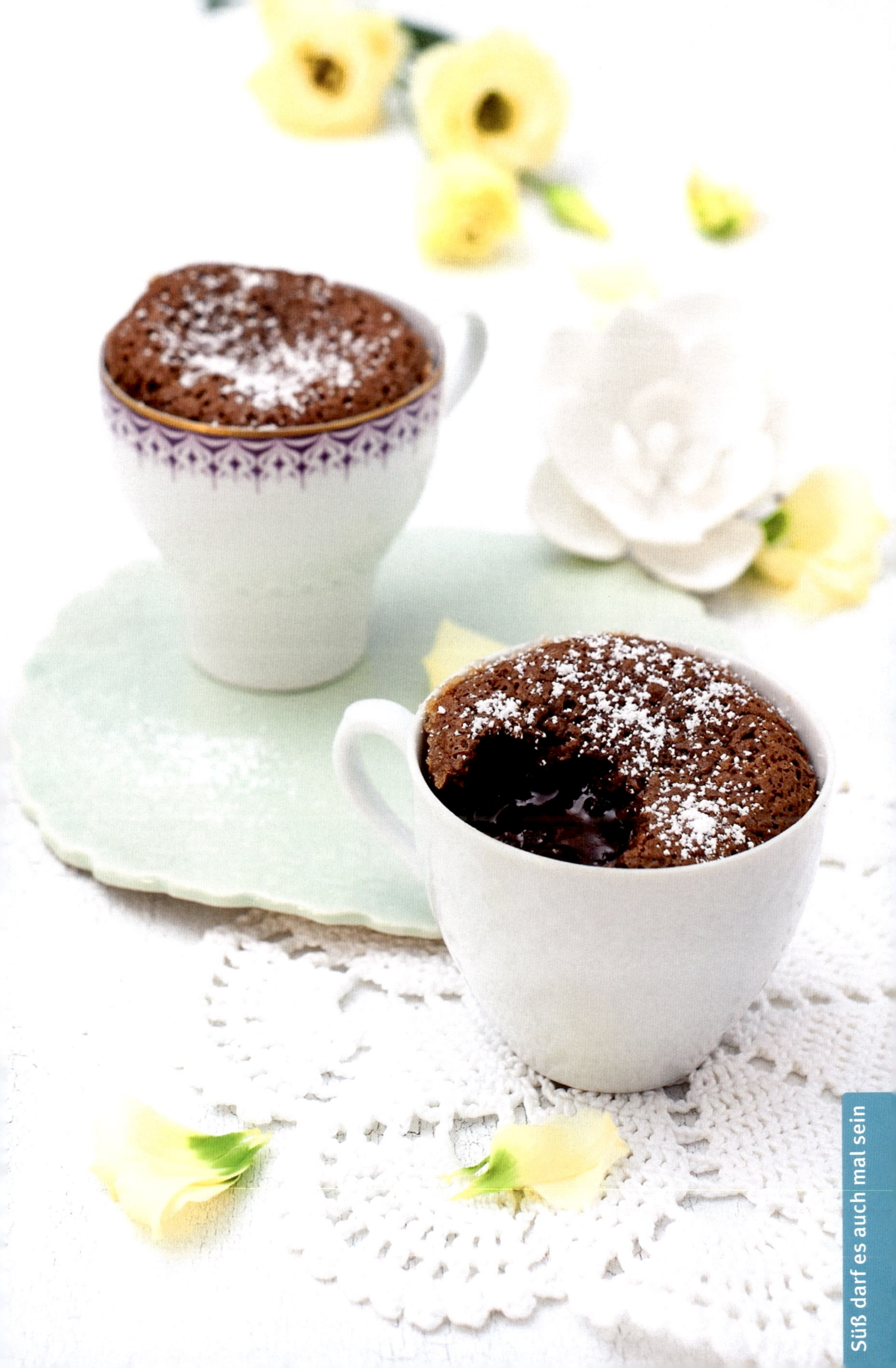

Leckere und gesunde Schichtspeise

Mediterranes Trifle

Besonders während und nach einer Chemo- und Strahlentherapie und in der Nachsorge geeignet.

Für 4 Portionen

25 Min. + 1 Std. Auftauzeit

200 g Beeren, TK • 100 g frische Feigen • 4 EL Walnüsse • 100 g Granatapfelkerne • 100 ml Johannisbeernektar • 4 EL Rohrohrzucker • 1 EL Kartoffelstärke • 200 g Schmand • 200 g Ricotta bzw. Mascarpone • etwas Vanillearoma • 2 EL Zitronensaft

- Beeren auftauen lassen, Saft auffangen. Feigen klein schneiden. Walnüsse hacken.
- Beeren mit Granatapfelkernen und Feigen mischen.
- Kartoffelstärke mit ca. 3 EL Beerensaft und Nektar verrühren.
- Nektar mit 1 EL Rohrohrzucker aufkochen. Angerührte Kartoffelstärke einrühren.
- Obstmischung unterheben, abkühlen lassen.
- Schmand mit Ricotta, 3 EL Rohrohrzucker, Vanillearoma und Zitronensaft verrühren.
- In (hohe) Gläser bzw. Schälchen abwechselnd Schmand-Ricotta-Creme, Obst und gehackte Walnüsse schichten.

Nährwerte pro Portion

415 kcal • 9 g E • 26 g F • 36 g KH

Kuschelt den Gaumen

Superfood-Creme

Für alle Phasen geeignet

Für 4 Portionen

15 Min. + 1–2 Std. Kühlzeit

2 reife Avocados • 4 EL Kakaopulver, stark entölt • 4 EL Mandeldrink • 3 EL Rohrohrzucker oder pflanzlicher Honig • 1 Prise Salz • 1 TL Zimt • 6 EL Heidelbeeren • 3 TL Kakaonibs

- Avocados halbieren, Kern entfernen, Fruchtfleisch mit einem Teelöffel von der Schale lösen.
- Avocadofruchtfleisch, Kakaopulver, Mandeldrink, Rohrohrzucker, Salz und Zimt mit dem Stabmixer zu einer feinen Creme pürieren.
- Schokocreme in Schälchen füllen, 1–2 Std. kalt stellen.
- Kurz vor dem Servieren mit Heidelbeeren anrichten und mit Kakaonibs bestreuen.

Tipp Die Creme lässt sich gut vorbereiten und am nächsten Tag genießen.

Nährwerte pro Portion

285 kcal • 6 g E • 21 g F • 18 g KH

Olivenöl mal neu kennenlernen

Süßer Ölkuchen

Für alle Phasen geeignet

Für 1 Backform, ca. 14 Stücke

25 Min. + 50 Min. Backzeit

10 ml Olivenöl • 1 EL Rohrohrzucker • 3 Bio-Orangen • 2 Bio-Zitronen • 120 g Rohrohrzucker • 2 Eier • 2 TL Backpulver • 160 g Dinkelmehl Type 1050 • 1 Prise Salz • Muskat • 1 TL Orangenschalenabrieb • 70 ml Olivenöl • 60 ml Orangensaft

- Springform (26 cm) mit Olivenöl auspinseln, mit Backpapier auskleiden. Den Boden der Backform mit 1 EL Zucker bestreuen.
- Zitronen und Orangen schälen, als ganze Früchte quer in Scheiben schneiden. Die Obstscheiben kreisförmig auf den Boden der Springform schichten. Kühl stellen.
- Zucker und Eier schaumig schlagen.
- Backpulver mit Mehl vermischen, Salz, Muskat und Orangenschale dazugeben.
- Olivenöl mit Orangensaft mischen.
- Abwechselnd flüssige (Öl-Saft-Mischung und Eimasse) und feste (Mehlmischung) Zutaten zu einem homogenen Teig verrühren. Alles über die Zitrusscheiben in der Backform gießen.
- Im Backofen bei 180 °C Ober-/Unterhitze ca. 50 Minuten backen, abkühlen lassen und abgekühlt stürzen.

Nährwerte pro Portion

150 kcal • 3 g E • 6 g F • 21 g KH

Gelingt immer!

Mandel-Orangen-Kuchen

Besonders während und nach einer Chemo- oder Strahlentherapie geeignet

Für 1 Blech

15 Min. + 35 Min. Backzeit

2 Bio-Zitronen • 2 Bio-Orangen • 3 Eier • 250 g Rohrohrzucker • 200 ml Milch, 1,5 % Fett • 200 ml Olivenöl • 250 g Dinkelmehl Type 1050 • 1 TL Backpulver • 100 g gemahlene Mandeln • 1 Prise Salz

- Backofen auf 200 °C Ober-/Unterhitze (180 °C Umluft) vorheizen.
- Zitronen- und Orangenschale dünn abreiben (vor dem Abrieb unter heißem Wasser abspülen).
- Eier und Rohrohrzucker schaumig schlagen. Zitronen- und Orangenabrieb in den Eischaum geben. Nach und nach Milch und Olivenöl hinzufügen.
- Dinkelmehl, Backpulver, Mandeln und Salz vermischen. Die Mischung vorsichtig unter die Eimasse heben.
- Den Teig auf ein mit Backpapier ausgelegtes Backblech füllen und im vorgeheizten Ofen etwa 40 Min. backen.
- Abkühlen lassen und genießen.

Nährwerte pro Portion

230 kcal • 4 g E • 14 g F • 21 g KH

Passt auch zu jeder anderen Jahreszeit

Süßer Crumble im Frühling

Besonders nach einer Chemo- und Strahlentherapie geeignet

Für 4 Portionen

15 Min. + 30 Min. Backzeit

800 g frischer Rhabarber • 2 EL Rohrohrzucker und weitere 80 g Rohrohrzucker • 1 Pck. Vanillezucker • 1 EL Butter • 150 g Dinkelmehl Type 1050 • ½ TL Zimt • etwas Butter zum Einfetten

- Rhabarber waschen, schälen, in Stücke schneiden und mit 2 EL Rohrohrzucker mischen.
- Auflaufform mit Butter einfetten. Rhabarber hineingeben.
- Für den Crumble (die Streusel) Rohrohrzucker mit Vanillezucker, Butter und Mehl in einer Schüssel vermischen und zu Streuseln verkneten.
- Die Streusel gleichmäßig auf dem Obst verteilen
- Im Backofen bei 170–190 °C Unter-/Oberhitze 30–35 Min. backen.

Variante Im Herbst liefern statt Rhabarber Pflaumen die nötige Fruchtfrische für den Crumble.

Tipp Wenn es mal schnell gehen muss, kann dieses Rezept auch wunderbar mit (TK-)Beeren zubereitet werden.

Nährwerte pro Portion

315 kcal • 6 g E • 5 g F • 280 g KH

Süß und herzhaft optimal kombiniert

Möhren-Muffins für das Immunsystem

Für alle Phasen geeignet

Für 12 Muffins

30 Min. + 25 Min. Backzeit

300 g Möhren • 100 g Walnüsse • 40 g Butter • 60 ml Oliven- oder Rapsöl • 60 g Rohrohrzucker • 1 Pck. Vanillezucker • 2 Eier • 120 g Naturjoghurt, 1,5 % Fett • 1 Pack. Backpulver • 150 g Dinkelvollkornmehl • ½ TL Zimt • 80 g Puderzucker • 30 ml Zitronensaft • 20 ml Wasser

- Backofen auf 180 °C Ober-/Unterhitze (160 °C Umluft) vorheizen.
- Möhren schälen und fein raspeln. Walnüsse mahlen.
- Butter, Öl, Zucker und Vanillezucker schaumig schlagen. Eier einzeln in die Schaummasse geben, weiter kräftig rühren. Naturjoghurt und Walnüsse abwechselnd unterheben.
- Backpulver mit dem Mehl mischen, Zimt unterheben. Möhrenraspel unter den Teig rühren. Mehl unterheben.
- Teig in gefettete Muffinformen verteilen, im vorgeheizten Ofen ca. 25 Min. backen.
- Puderzucker mit Zitronensaft und Wasser zähflüssig cremig verrühren, als Guss auf die ausgekühlten Muffins verteilen.

Nährwerte pro Portion

254 kcal • 4 g E • 15 g F • 23 g KH

» Möhren-Muffins für das Immunsystem

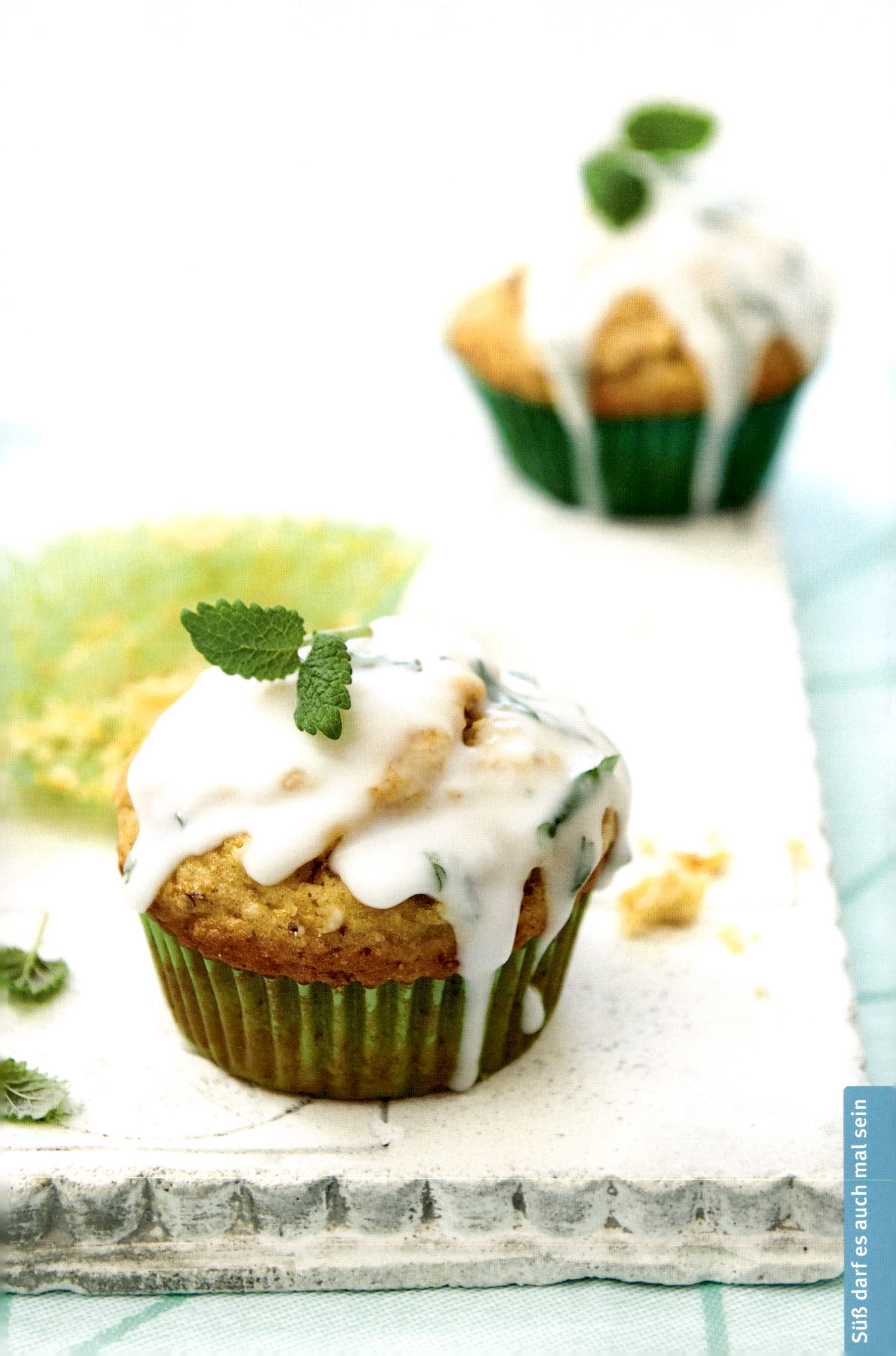

Advent kann kommen

Bratapfel-Leckerei

Besonders nach einer Chemo- und Strahlentherapie geeignet

Für 4 Portionen

50 Min. inkl. Kochzeit

- 1 Vanilleschote
- 4 große Äpfel
- 40 g Butter
- 20 g Rohrohrzucker oder Honig
- ½ TL Zimt
- 3 EL Apfelsaft
- 400 g Magerquark
- 100 g Mascarpone oder Ricotta
- 40 g Rohrohrzucker
- etwas kohlensäurehaltiges Mineralwasser
- 100 g Spekulatius

- Vanilleschote auskratzen. Äpfel entkernen, in Stücke schneiden.

- Vanillemark mit Butter, Zucker und Zimt in einen größeren Topf geben. Kurz aufkochen lassen, bis die Butter zerlassen ist, köcheln lassen.

- Wenn die Masse durch den Zucker karamellisiert, Apfelstücke und -saft hineingeben, weiter köcheln lassen. Apfelstücke sollten weichgekocht, aber nicht Mus sein.

- Apfelstücke mit einer Schaumkelle aus der Masse nehmen, beiseitestellen.

- Soße im Topf so lange köcheln lassen, bis sie dickflüssig wird. Apfelstücke wieder hinzugeben. Den Topf beiseitestellen, abkühlen lassen.

- Quark mit Mascarpone und Zucker verrühren, nach Belieben etwas Mineralwasser verwenden, damit die Masse cremig wird.

- Spekulatius zerkrümeln.

- Abwechselnd Creme, Apfelstücke und zerkrümelten Spekulatius in Gläser schichten. Mit Spekulatius als Topping abschließen.

- Kühl stellen oder gleich genießen.

Variante Statt Zimt und Spekulatius können auch gerne Kurkuma und Amarettini bzw. Cantucci verwendet werden, dann schmeckt es weniger weihnachtlich.

Tipp Die Portion der Creme erscheint zunächst groß, sie passt jedoch zur Apfelmenge in der Schichtung.

Nährwerte pro Portion

465 kcal • 16 g E • 23 g F • 44 g KH

Vegan, eiweißreich und glutenfrei

Soulfood-Brownie

Besonders nach einer Chemo- und Strahlentherapie geeignet

Für 1 Blech (ca. 30 Stück)

25 Min + 25 Min. Backzeit

- 3 Dosen Kichererbsen (à ca. 240 g Abtropfgewicht)
- 100 ml Aquafaba (Kichererbsenwasser)
- 6 Eier
- 300 g Mandelmus
- 3 EL Butter, zerlassen
- 300 g Rohrohrzucker
- 1 Pck. Vanillezucker
- 50 g dunkles Kakaopulver, stark entölt
- 75 g Haferflocken
- 1 Pck. Weinsteinbackpulver
- 50 g Kakaonibs

- Backofen auf 175 °C Ober-/Unterhitze (160 °C Umluft) vorheizen.
- Kichererbsen in ein Sieb geben, Kichererbsenwasser auffangen.
- Kichererbsen ggf. kurz mit Wasser abbrausen, abtropfen lassen, pürieren, beiseitestellen.
- Eier schaumig schlagen, Kichererbsenwasser dazugeben und weiter schaumig schlagen.
- Kichererbsenpüree, Mandelmus, Butter, Zucker und Vanillezucker in die Schaummasse einrühren.
- Kakaopulver, Haferflocken und Weinsteinbackpulver mischen und zur Schaummasse geben, weiterrühren.
- Die Masse auf ein mit Backpapier ausgelegtes Backblech streichen. Kakaonibs auf dem Kuchen verteilen.
- Im vorgeheizten Ofen 25–30 Min. backen, danach abkühlen lassen.
- In ca. 30 Rechtecke oder Rauten schneiden und genießen.

Variante Statt Kichererbsen klappt dieses Rezept auch prima mit Kidneybohnen und dem Kidneybohnensud aus der Dose.

Nährwerte pro Portion

185 kcal • 6 g E • 10 g F • 17 g KH

Service

Rezept- und Zutatenverzeichnis

Stichwortverzeichnis

Quellenangaben

Die verwendete Literatur finden Sie online unter https://extras.thieme.de/trias.htm

Empfehlungen von Birgit Blumenschein

Hilfreiche Adressen (Beratungsstellen, Verbände, Internetlinks)

Die Lieblingsrezepte im Buch

stammen von:

Andrea Stallmann
Staatlich anerkannte
Diätassistentin
Ernährungsberaterin/DGE
Ernährungsfachkraft Onkologie-EMO
Praxis Essgenuss
Zwingenbergstr. 2
47802 Krefeld
0177/1 40 70 04
info@praxis-essgenuss.de
www.praxis-essgenuss.de

Stefanie Metty
Staatlich anerkannte
Diätassistentin
Schwerpunkt Onkologie/Nephrologie/Fettstoffwechsel
Bachgasse 8
91126 Schwabach
09122/89 62 19
0176/23 91 97 79
steffi_metty@hotmail.com
www.ernaehrungsberatung-stefanie-metty.de

Sven Bach
Staatlich anerkannter
Diätassistent
Qualifizierter Diät- und
Ernährungsberater | VFED
Praxis Stuttgart: Friedrichstraße 15, 70174 Stuttgart
Praxis Horb: Am Garnisonsplatz 11, 72160 Horb am Neckar
0711/4 90 39-518
Ernaehrungsberatung.bach@esswert.com
www.sven-bach.de

Kerstin Lemper
Staatlich anerkannte
Diätassistentin
Schwerpunkt Onkologie
blumenschein – Diät- und
Ernährungstherapie
Havixbeckerstraße 22A
48161 Münster
0176/84 72 90 31
lemper@et-blumenschein.de
www.et-blumenschein.de

Michaela Pohl
Staatlich anerkannte
Diätassistentin
M.A. Angewandte Ethik im Gesundheits- und Sozialwesen
Hirschstr. 1
69168 Wiesloch
06222/3 04 72 33
Fax: 03222/2 47 64 28
pohl-seminare@t-online.de
https://pohl-seminare.de

Antje Lüken
Staatlich anerkannte
Diätassistentin
Ernährungsberaterin/DGE
Zertifikat Adipositastherapie/VDD
Zertifikat Ernährungspsychologie
Zertifikat Gastroenterologische
Ernährungstherapie/VDD
Petersilienstraße 2
26441 Jever
Adalbertstraße 9
26382 Wilhelmshaven
04461/90 94 37
al@ernaehrungsberatung-schortens.de
www.ernaehrungsberatung-schortens.de

Regina Stappen
Staatlich anerkannte
Diätassistentin
Praxis EssGespräch
Systemisch-integrative EB
Gerkeswiese 14
47918 Tönisvorst
Info@praxis-essgespraech.de
www.praxis-essgespraech.de

Jens Hofmann
Staatlich anerkannter
Diätassistent
Medizinische Ernährungsberatung
Doberaner Straße 121
18057 Rostock
0381/3 75 68 74
email@med-eb.de
www.medizinische-ernaehrungsberatung.de/kontakt

Laura Junge
B. Sc. Medizinische Ernährungswissenschaften
Ärztlich geprüfte Fastenleiterin
Schulstraße 7
34233 Fuldatal
lustesser@outlook.de

Martina Amon
Staatlich anerkannte
Diätassistentin
Sozialpädagogin, Stressmanagementtrainerin
NomaVita – Praxis für Ernährungstherapie
Rudolf-Clausius-Str. 66
97080 Würzburg
0931/30 51 45 39
info@NomaVita.de
www.NomaVita.de

Wissenschaftlich fundierte Online-Angebote

PINK! Aktiv gegen Brustkrebs

PINK! ist ein ärztlich geführtes Online-Angebot, das alle Frauen mit Brustkrebs 24/7 nutzen können – und sollten, wie ich finde. Schauen Sie unbedingt auf die Plattform. Tragen Sie sich für den Newsletter ein, so werden Sie regelmäßig und umfassend informiert.

www.pink-brustkrebs.de

PINK! Coach

In verschiedenen Rubriken erhalten Sie als Brustpatientin seriöse und lebensnahe Info zum Lesen (Website), Sehen (Videos) und Hören (Podcast). Die von

Frau Prof. Dr. Pia Wülfing (Gynäkologin und Brustkrebsspezialistin) und ihrem Team geführte Initiative ist wissenschaftlich seriös und dennoch alltagstauglich. Sie finden dort sehr viele Betroffene, die auf der Plattform eingebunden sind, und – wunderbar – zu Wort kommen – Sie als Patientin sind nicht allein. Schauen Sie auch auf den Social-Media-Plattformen der Initiative vorbei.

Seit 2022 gibt es eine »App auf Rezept« für Sie als Brustkrebspatientin: *PINK! Coach*. Sie können sich von Ärztinnen und Ärzten diesen digitalen Begleiter verordnen lassen.

Die App und ihre Informationen bieten die Themen Ernährung, Sport bzw. Bewegung und mentale Gesundheit für die Zeit während und nach der Therapie. Sie werden individuell angeleitet und motiviert: www.pink-brustkrebs.de/das-bietet-pink/lp-pink-coach

PINK! Leben

Ein wissenschaftlich fundierter vierwöchiger Online-Kurs für Sie kümmert sich ausschließlich um Ihre seelischen Belange. Ängste, Traurigkeit, Krankheitsbewältigung, Selbstbild und Ihre Werte werden thematisiert, Ihre »Sorgenschleifen« (PINK! Leben, 2023) können durchbrochen, Ihre Kraftquellen gestärkt werden. Dieser Online-Kurs kann die Wartezeit auf eine individuelle Begleitung und/oder einen so genannten psychoonkologischen Therapieplatz überbrücken. Schauen Sie sich die Schritt-für-Schritt-Anleitung unter

www.pink-brustkrebs.de/das-bietet-pink/lp-pink-leben an.

REXRODT VON FIRCKS STIFTUNG für krebskranke Mütter und ihre Kinder

Die Stiftung, 2005 gegründet, »entwickelt und unterstützt innovative Konzepte und Projekte, um an Krebs erkrankte Mütter und ihre Kinder zu stärken und eine heilsame Kommunikation in der Familie zu fördern«. Sie ist eine selbstständige Stiftung bürgerlichen Rechtes und wird von Beginn an durch die Stiftungsgründerin Annette Rexrodt von Fircks geführt. Als Brustkrebsbetroffene hat sie zahlreiche Bücher verfasst, die den Patientinnen und ihren Kindern Unterstützung bieten.

www.rvfs.de

Mamma Mia!

Dieses Online-Portal bietet wissenschaftlich fundierte Info zu Tumorerkrankungen bei Frauen – zu Brust- und Eierstockkrebs. Hier werden, wie bei PINK! auch, Online-Patientinnen-Kongresse angeboten. Informieren Sie sich immer auf solchen Veranstaltungen, anstatt nur über Google-& Co.

https://mammamia-online.de

Mamma Mia! Das Brustkrebs-Magazin

Es gibt kostenfreie und kostenpflichtige Magazine, die über die Krankheit, verschiedenen Therapiephasen, Erfahrungen in familiären Situationen und vieles mehr informieren – sie lohnen sich.

https://mammamia-online.de/shop

Es gibt auch viele Informationen und Diskussionen auf den Social-Media-Plattformen des Magazin, z. B. www.facebook.com/brustkrebsmagazin.mammamia

DKMS LIFE

DKMS ist eine gemeinnützige (auch international aktive) GmbH, die sich seit Jahrzehnten dem Kampf gegen Blutkrebs verschrieben hat. Sie bietet z. B. Patientinnen-Onlineprogramme, die besonders im Bereich Kosmetik beliebt sind – anschauen zum Motto »look good, feel better« unter

www.dkms-life.de

Vereine, Selbsthilfeverbände, Anlaufstellen – ein Auszug

mamazone – Frauen und Forschung gegen Brustkrebs e. V.

www.mamazone.de

Frauenselbsthilfe Krebs (FSH) – Bundesverband e. V.

www.frauenselbsthilfe.de

Brustkrebs Deutschland e. V.

www.brustkrebsdeutschland.de

LebensHeldin! e. V.

www.lebensheldin.de

Deutsches Krebsforschungszentrum DKFZ

www.dkfz.de/de/index.html

dkfz Krebsinformationsdienst

www.krebsinformationsdienst.de

Bayerisches Zentrum für Krebsforschung

BürgerTelefonKrebs

https://bzkf.de/buergertelefon

Deutsche Krebsgesellschaft

https://eref.thieme.de/H1UUE

www.staerkergegenkrebs.de

Ihr Wegweiser bei einer Krebserkrankung

Hilfefuermich

www.hilfefuermich.de/metastasierter-brustkrebs/anlaufstellen-0

Onkolotsen – Unterstützung für Krebspatient*innen

https://focus-arztsuche.de/magazin/gesundheitstipps/onkolotse-unterstuetzung-fuer-krebspatienten

Qualifizierte Ernährungsberatung und -therapie

Ernährungsberatung bzw. -therapie für Sie kann von Ärztinnen/Ärzten als medizinisch notwendig angeordnet werden.

Formular-Download:

https://eref.thieme.de/K1WLW

Mithilfe des ausgefüllten Formulars können gesetzliche wie private Krankenversicherungen individuelle Ernährungstherapie für Sie finanziell unterstützen. Voraussetzung: Die durchführenden Ernährungsfachkräfte sind »qualifiziert und zertifiziert«. »Die einzige staatlich anerkannte Ausbildung hierfür ist in Deutschland der Fachschulabschluss als Diätassistent oder Diätassistentin. Nur in diesem Gesundheitsfachberuf wird zudem explizit für die Ernährungstherapie ausgebildet.« (Bundeszentrum für Ernährung, 2023, www.bzfe.de/ernaehrung/ernaehrungsberatung/qualifikationen-fuer-ernaehrungsberaterinnen)

Als gleichwertig anerkannt werden Bachelor-, Master- oder Diplom-Absolventen in den Fachrichtungen Oecotrophologie oder Ernährungswissenschaften mit Zusatzqualifikationen, und Ärztinnen/Ärzte mit der Fachqualifikation »Ernährungsmedizin«. Qualifizierte Ernährungsfachkräfte weisen sich zusätzlich durch die von den Krankenversicherungen geforderte Zertifizierungen aus – fragen Sie unbedingt bei diesen Experten nach. Zu finden sind sie hier:

Verband der Diätassistenten – Deutscher Bundesverband e. V. (VDD)

www.vdd.de

Diätassistenten-Suche:

www.vdd.de/diaetassistenten-suche

BerufsVerband der Oecotrophologen e. V. (VDOE)

www.vdoe.de

Experten-Suche:

www.vdoe.de/beruf/vdoe-expertensuche

Verband für Ernährung und Diätetik e. V. (VFED)

www.vfed.de/de

Fachkräfte-Suche:

www.vfed.de/de/fachkraefte-suche/fachkraefte-suche

Deutsche Gesellschaft der qualifizierten Ernährungstherapeuten und Ernährungsberater – QUETHEB e. V.

www.quetheb.de

Experten-Suche:

suche.quetheb.de

Bundesverband Deutscher Ernährungsmediziner e. V.

www.bdem.de

Ernährungsempfehlungen und Rezeptideen von Ernährungsfachkräften

Was essen bei Krebs?

Projekt des gemeinnützigen Vereins *Eat What You Need e. V.* – *Allianz für bedarfsgerechte Ernährung bei Krebs* in Kooperation mit dem CCC München *Comprehensive Cancer Center* am Klinikum der Universität München (LMU).

www.was-essen-bei-krebs.de

Brustkrebs-Leitlinien

Interdisziplinäre S3-Leitlinie für die Früherkennung, Diagnostik, Therapie und Nachsorge des Mammakarzinoms – 2021 AWMF-Registernummer: 032–045OL

https://eref.thieme.de/91I9Z

Arbeitsgemeinschaft Gynäkologische Onkologie e. V.

Leitlinien/Empfehlungen, Empfehlungen gynäkologische Onkologie Kommission Mamma

Leitlinien 2022 der Kommission Mamma auf Deutsch und Englisch

www.ago-online.de/leitlinien-empfehlungen/leitlinien-empfehlungen/kommission-mamma

AGO Recommendations for the Diagnosis and Treatment of Patients with Early Breast Cancer: Update 2019

www.karger.com/Article/Pdf/501000

Bibliografische Information der Deutschen Nationalbibliothek
Die Deutsche Nationalbibliothek verzeichnet diese Publikation in der Deutschen Nationalbibliografie; detaillierte bibliografische Daten sind im Internet über http://dnb.d-nb.de abrufbar.

Programmplanung: Uta Spieldiener
Projektmanagement: Manuela Hunfeld
Redaktion: Annette Barth
Bildredaktion: Christoph Frick, Marie Crämer

Umschlaggestaltung: © Thieme
Layout: CYCLUS · Visuelle Kommunikation, Stuttgart

Bildnachweis:
Fotos im Innenteil: © M. Bergmann/Thieme: S. 99; © S. Bütow/Thieme: S. 93, 97, 102, 107, 115, 119, 121, 125, 129, 133, 137, 141, 143, 145, 147, 149; © A. Rogge & J. Jankovic/Thieme: S. 8/9, 27, 33, 45, 78/79, 90, 111
Adobe Stock: © lululand/stock.adobe.com: S. 10, 56 (Linienzeichnung); © Brilt/stock.adobe.com: S. 10, 56 (Hintergrund)
Covermotiv und Bild S. 3: © Thieme
Autorinnenfoto: © Jutta Waldhelm/xenai.de
Zeichnungen: Susi Schaaf, Bellheim
Die abgebildeten Personen haben in keiner Weise etwas mit der Krankheit zu tun.

1. Auflage 2023

TRIAS Verlag in Georg Thieme Verlag KG
Rüdigerstraße 14, 70469 Stuttgart, Germany
www.trias-verlag.de

Printed in Germany

Satz und Repro: Fotosatz Buck, Kumhausen
Druck: Grafisches Centrum Cuno, Calbe

Gedruckt auf chlorfrei gebleichtem Papier

ISBN 978-3-432-11731-7 1 2 3 4 5 6

Auch erhältlich als E-Book:
eISBN (ePub) 978-3-432-11732-4